中医古籍文献探微

范家永◎编著

刘 辉◎协助整理

四川大学出版社
SICHUAN UNIVERSITY PRESS

项目策划：龚娇梅
责任编辑：龚娇梅
责任校对：刘慧敏
封面设计：墨创文化
责任印制：王　炜

图书在版编目（CIP）数据

中医古籍文献探微 / 范家永编著 . 一 成都 ：四川
大学出版社 ，2022.5
　（健康成都 . 中医药文化系列）
　ISBN 978-7-5690-5194-0

Ⅰ . ①中… Ⅱ . ①范… Ⅲ . ①中国医药学－古籍－研
究 Ⅳ . ① R2-52

中国版本图书馆 CIP 数据核字（2021）第 239066 号

书　　名	中医古籍文献探微
	ZHONGYI GUJI WENXIAN TANWEI
编　　著	范家永
出　　版	四川大学出版社
地　　址	成都市一环路南一段 24 号（610065）
发　　行	四川大学出版社
书　　号	ISBN 978-7-5690-5194-0
印前制作	四川胜翔数码印务设计有限公司
印　　刷	郫县犀浦印刷厂
成品尺寸	165mm×235mm
印　　张	10.75
字　　数	123 千字
版　　次	2022 年 5 月第 1 版
印　　次	2022 年 5 月第 1 次印刷
定　　价	39.00 元

◆ 读者邮购本书，请与本社发行科联系。
　电话：(028)85408408/(028)85401670/
　(028)86408023　邮政编码：610065
◆ 本社图书如有印装质量问题，请寄回出版社调换。
◆ 网址：http://press.scu.edu.cn

四川大学出版社
微信公众号

序

中医古籍汗牛充栋，浩如烟海。据初步统计，我国现在的中医古籍达万余种之多，堪称中华民族优秀传统文化中的一颗璀璨明珠。但由于年移代革，很多中医古籍不同程度上失去了原来的面貌。有辗转传抄，篡改漏误者；有刊刻不清，以讹传讹者；有真假相杂，以假乱真者。更由于时代的隔阂，许多中医古籍文辞古朴，医理深奥，难以被一般读者所阅读和利用。如何发挥中医古籍的作用，使之"推陈出新""古为今用"，这是摆在广大中医工作者，特别是从事中医古代文献整理研究专业人员面前的一项重要任务，也是中医药研究领域的一个重要课题。众所周知，任何重大科学成就都是在继承前人已取得的各方面成果的基础上发展起来的。因此我们必须坚持科学发展观，认真贯彻"保护为主、抢救第一、合理利用、加强管理"的方针，积极采取有力措施，把"功在当代，利在千秋"的中医古籍保护和开发利用工作做得更好、更扎实，为人民的卫生保健事业做出更大的贡献。

欣闻范家永教授《中医古籍文献探微》一书即将付梓，十分高兴，且感触良多。范老在中医文献源流考证、中医古籍训诂、中医古籍文字研究及中医药文化国际传播等方面，做了大量工作，取得了许多显著的成绩，为中医古籍的保护、传承与利用做出了突出贡献，也为我们树立了崇高的榜样。范老虽然已逾九十高龄，仍活跃于国内外学术舞台，探讨新知，著书立说，笔耕不辍，为中医药事业的传承与发展贡献力量。范老尚如此老骥伏枥，吾辈唯有快马加鞭。谨愿范老身体安康，阖家幸福。

国家重点基础研究发展计划项目首席科学家

成都中医药大学教授

2021 年 5 月

前　言

　　20 世纪 80 年代初，我到成都中医学院（成都中医药大学前身）图书馆工作，深深地被中医古籍文献的博大精深所吸引和震撼，一头钻进故纸堆中难以自拔。从无知到有悟，从不懂到研精覃思，别有心得。先后为不同学员编写了十余本内容不同的《中医文献检索》教材。1986 年，根据国家教育委员会要求，全国各高校开设文献检索与利用课，我被指定筹组《中医文献检索与利用》编委会，并被选为第一版全国统编教材主编。1987 年，教材出版后被全国 30 多所中医药院校采用。20 世纪 90 年代，我又为研究生编写补充教材。我 1986 年离休，由于学校教学科研需要，我被返聘，一直到 1998 年 72 岁才真正走下讲坛。但个人从事中医古籍研究和整理工作不辍，年逾九十尚笔耕不止。

　　学习中医，研究中医，离不开中医古籍。中医古籍包含着丰富多彩的中华文化信息，更是反映中医学术的实体，具有重要的研究价值、学术价值、文物价值，是中华传统文化的瑰宝。中医古籍是中国传统医学的载体，是中医药赖以生存和发展的基础，是萌发当代中医科学成就的一方沃土。但是对于中医古籍文献，并不是所有的人都很清楚，即便是中医院校的学生，也有些人说不出所以然来。

从事中医古籍文献整理和研究多年，我深感有加强中医古籍文献教育和普及中医古籍文献之必要。普及中医古籍文献的知识，详细剖析中医古籍文献与一般文献的异同，减少学习中医古籍的障碍，是一项十分迫切的工作。习近平总书记十分重视发展中医事业，强调"中医药学是中国古代科学的瑰宝，也是打开中华文明宝库的钥匙"，"切实把中医药这一祖先留给我们的宝贵财富继承好，发展好，利用好"。他重视古籍文献的整理与研究，强调要系统梳理传统文化资源，让书写在古籍里的文字都活起来。要真正发展中医，首先必须从认真加强古籍研究开始，不从中医古籍中去深刻领悟中医的真谛，而用现代医学观点去研究中医，只能是南辕北辙，捡了芝麻丢了西瓜。

本书从 14 个方面详细阐述中医古籍的特色，包括中医药文献源流、中医古籍研究、中医古籍分类、中医丛书和类书、中医古籍文体和著述方式、中医古籍版本、中医古籍校勘、中医古籍训诂、中医古籍辑佚、中医古籍目录、中医古籍书名和著者著录、中医古籍与避讳、中医古籍纪年（月、日、时）知识等，所举实例全部采自中医古籍文献，精准而实用。本书在编写过程中广泛收集各种中医古籍文献版本，对照研究，详细列出中医古籍文献与一般文献的特异性及需要特别注意之处，加以分析论述，说明其所以然。凡引证各家论述，多注明出处，使读者可进一步查阅原书，深入探讨。辑述前人研究成果，条分缕析，系统归纳，虽非自己创作，却也融合自己的体会于选择取舍之中。感谢刘辉老师协助整理和校勘，使本书得以尽快完成，但愿对后学者有所裨益。

研究中医古籍，首先要能沉下心来，深入古籍文献之中，从字里行间去寻求中医古籍文献的专业特点，融会贯通，才能学有所悟，逐步登堂入室。以中医的思维去研究中医的真谛，才能真正掌握中医的精华，推陈出新，为发掘中华民族遗产、发扬传统医学科学技术，为振兴中医造福人类、早日实现全民健康和全民小康做出贡献。

2021 年 5 月于知足斋

目　录

古籍是对中国古代书籍的统称，凡产生于古代中国，主要论述中国传统文化，以中国古代传统著作方式编写，采用中国古典图书形式装帧的书籍，均可视为古籍。从时间概念来说，1911年辛亥革命以前，均可视为古代。因此，从广义上说，凡是1911年以前出版的书籍都可视为古籍。中医古籍则是以古汉语为载体，记录中医药内容的古代文献。

中国是世界文明古国，有悠久的、内容丰富的历史，2200年前的中国，就已形成一个统一的多民族国家。长期以来，我国各族人民在社会生活实践中创造出辉煌灿烂的中华文化，浩如烟海的古典文献是我国古代文化遗产的重要组成部分，具有极高的价值，是中华民族的瑰宝，值得认真保护、开发利用和发扬光大。

第一章　文字的起源

远古史前时期没有文字，只能依靠语言口耳相传，形成一些诗歌、谚语、格言之类的语言形式，这一历史时期被称为传说时代。经过这一时期，有巢氏、燧人氏、伏羲氏、神农氏等故事，被一代代流传下来。

与此同时，由于语言不易保存，而人们的交流范围日益扩大，涉及内容日益丰富，初始的口耳相传已不能满足信息传播的需要，且不能清晰传达到较远的地方，空间穿透小。古人逐渐创造出许多记事方法，如"结绳记事""立物记事""契刻记事""标记记事"等，作为语言传播的补充，从而使传说有据可查。由此，社会进入结绳、契刻时代。通过系统考察，中国最早的刻划符号出现在河南舞阳贾湖遗址，距今已有8000多年的历史①。

由于在使用各类不同方法记事时，古人往往会模仿事物的形象，创造出形形色色的符号，记述风俗习惯和重要事件，于是绘画产生了。北京周口店山顶洞中发掘的石器时代石器上，就有人类祖先所绘的牛、马、山、水和人类生活的形象等，这是人类最原始的文字雏形，在此基础上逐渐发展成"八卦""图画""书契"等象形文字。

在我国发明造纸术之前，世界各文明古国人民都曾努力寻找各种书写材料：古印度人用过棕榈树叶和树枝，巴比伦和亚细亚人用过泥版，古埃及人用过蜡版，小亚细亚人用过羊皮；而我国古代人民曾将社会事件、立论学说等刻在甲骨和金石上。我国现存的最早的文字载体，是殷代的刻有文字的甲骨，距今有3500多年的历史。

殷代奴隶主为了占卜吉凶祸福，将文字刻在龟甲和牛、羊、猪、鹿的肩胛骨上，故称甲骨文，亦称契文；由于主要用于占卜，也称"卜辞"。一片甲骨上，少则几个字，多则一百多字，

---

① 据桂娟《揭开汉字起源之谜》，人民日报海外版，2005年7月14日。

虽然文字简单，却涉及国家征伐、狩猎、畜牧、农事和疾病、灾害、祭祀等各方面，为后世研究殷代社会经济生活、政治结构、内外战事、思想信仰、风土民俗及帝王世系等提供了大量的珍贵资料。甲骨文是古老典籍文献的重要组成部分，是漫长的历史发展中较为成熟的汉字文字系统。殷代初期，社会上出现了用铜锡合金铸成的青铜器，包括礼器、乐器、兵器、食器和日用工具等。当时人们在器物上面刻铸的字叫作"铭"，又称"金文"。春秋末年，郑国、晋国曾将法律条文铸在鼎上，公之于众，传诸后代。因此，铭文具有极大的文献研究价值，如毛公鼎、散氏盘、盂鼎、虢季子白盘等著名器物，都是研究当时社会历史的第一手文献资料。到春秋时期，铭文不再局限于西周时期的风格，文字简繁并用，书法清新秀丽。据研究，已发现的铭文超过 3000 字，时间覆盖公元前 14 世纪至公元前 2 世纪。

春秋时期还出现了石刻文字。周平王制造的 10 个石鼓上均有刻文，公元前 770 年至公元前 476 年，石刻文字盛行。石鼓文又称为"猎碣"。山崖上刻字叫"摩崖"，石板上刻字称"石碑"，长方形石头上刻字称为"碣"。具有文献价值的，首推公元 175 年东汉蔡邕所刻《诗》《书》《礼》《易》《春秋》等儒家经典，又称"石经"。

第二章　图书的起源

　　大约从春秋开始，出现了用竹片或木板做的简册，用竹片做的称"竹简"，用木片做的称"木简"。长短不等，有二尺四寸、一尺二寸、八寸、六寸等。竹简多用皮绳或青丝编连在一起，用牛皮编的称为"韦编"，用青丝编的称为"丝编"。孔子晚年读《易》，"韦编三绝"，就是指把编简的牛皮绳磨断了几次。编册的"册"字，即形象地表现了将两块简串连在一起。1972年武威出土的医简，上、中、下端都留有空格，是三编而后书写。简书编连书写后卷起，题目多在其后。所谓"编连为策，不编为简"，"策"与"册"通，是古文献的单位名称。《左传·序》孔颖达疏解释为："单执一札谓之简，连编诸简乃名为策。"

　　2012年，成都老官山汉墓出土920枚医简，极有可能是失传的扁鹊学派的经典医籍，是当时官方出品的中医古籍，而且还是四川版的，价值连城。

　　竹简、木简虽然材料便宜，但一篇文献即需用简数十片，携带不便。据史书记载，秦始皇每天要批阅一百多斤的奏折；西汉东方朔一份奏折要用两个大汉抬进宫中。因此，在简册盛行时，又逐渐兴起帛书，形成简、帛并用的现象，流行了七八百年，直到纸张发明。当时的丝织品有帛、素、缯、缣等。在丝织品上书写文章，可依篇幅长短裁剪，然后折叠成卷，因此出现以"卷"为单位计算书籍篇幅。

简帛盛行正当百家争鸣时代，产生了许多学派，如儒家、墨家、道家、法家、名家、纵横家等，还有其他各种专门学术思想，如兵家、农家、方技、阴阳、杂家等。春秋后期，孔子整理和编纂六经之书，即《诗》《书》《礼》《乐》《易》《春秋》，其中除《乐》早已失传外，其余五经是我国现存最古老的古籍著作。

记录在竹简上的现存文献资料，史学方面有司马迁的《史记》（原名《太史公书》）；文学方面有东汉末年的乐府诗《古诗十九首》，是我国古代五言诗最早的代表作；文字学方面有《说文解字》（许慎）及《方言》（扬雄）、《释名》（刘熙）、《通俗文》（服虔）等训诂学专著；医书方面有张仲景的《伤寒杂病论》等；天文学方面有张衡的《浑天仪图注》《灵宪》等。西汉末年刘向、刘歆父子的《七略》，不但是我国目录学和校勘学的开端，也是我国第一部讲述图书分类法的著作，对后世学术发展影响极大。

汉代发明造纸术，手写书（抄本）开始盛行。至唐代，手抄书已成为一项专门职业，抄书的人称为"经生"。东晋末期，桓玄下令废除简帛书，手写书逐渐完全取代简帛，成为古籍的主要形式。

据 1957 年考古发现，西安灞桥汉墓出土汉武帝时期（前141—前87）的植物纤维纸，把发明造纸术的时间向前推了近

200 年。以后，1972—1974 年，在甘肃又发现两种汉宣帝时期（前 74—前 49）的麻纸，证明纸张确实发明于西汉。不过，那时的纸张很粗糙，直到东汉元兴元年（105），尚方令蔡伦总结前人经验用树皮、麻布、破渔网等为原料造纸，改进了造纸术，并呈报皇帝获朝廷认可，造纸术才正式载入史册。严格说来，蔡伦并不是发明纸张第一人。

手抄本最早还是沿袭帛书成卷的形式，把若干张纸粘连起来成一横幅，用一根细棒做轴，从左向右卷起来成为一束，称之为卷，书籍的这种装订方法叫作卷轴制，又称贯轴舒卷。纸幅的高度通常为一尺上下，长度以容纳下一篇或多篇文章为限。纸上画直格，分为行，四周的线叫边或栏，中间的线叫界。中心轴比卷子长出一点，两头外露，便于展开。卷子右端外露，容易受损，故用另外的纸粘上保护，时称"褾"，也叫"首"，现在人称"包头"。褾上再系一根绳叫"带"，用以捆扎。带可用各种不同颜色，增加美观。如果一部书要写成许多卷，为了避免混乱，常用"帙"包起来，通常 5～10 卷为一帙。帙一般用麻为里，以丝制品为表，帙一端也有带，便于捆扎。因为帙只包卷身，两头外露，故放在书架上时，从外边看只见卷轴。放书插进，取书抽出，称为"插架"。为了区别不同的书类，往往在轴头上挂一根签，即一个小木牌，写上书名、卷次，相当于现代的书标。卷轴书包括卷、轴、褾、带、签、帙六部分。

汉唐以来，我国古籍文献用植物纤维纸张为材料，以写本与印本两种形式流传于世。东晋桓玄曾正式下令"用简者，宜以黄纸代之"。我们能见到的最古写本有新疆吐鲁番出土的西晋元康六年（296）佛经残卷及《晋人田赋残笺》，北京图书馆收藏的西凉建初年间《律藏初分》同北魏太安四年（458）的《戒缘》。1966—1969 年新疆吐鲁番唐墓中发掘出一批唐代写本文献，可见唐代写本已流传很广，不仅内地盛行，连新疆边远地区也广泛流行。

由于手写书的盛行，这一时期我国历史著作特别昌盛。西晋陈寿的《三国志》和南朝范晔的《后汉书》都是断代史名著。北齐的《魏书》、南朝的《宋书》及唐代官修的《晋书》《北齐书》等都被后代列为正史。唐代刘知几的《史通》更是一部影响较大的史学评论专著。

同时期的文化艺术著作也同样发达。"建安七子"孔融、陈琳、王粲、徐干、阮瑀、应玚、刘桢及曹操父子，在五言诗方面成就很高；"田园诗人"陶渊明的作品对后世影响很大。这个时期还出现了一些怪异传奇和文人轶事类小说，章回体小说也是同时期出现的。南朝刘勰的《文心雕龙》和钟荣的《诗品》都是文艺批评的重要著作。南朝梁昭明太子萧统编选的《昭明文选》，收录自先秦到梁七八百年间诗人的辞赋七百余首，对后世影响十分巨大。

五代时期，开始依照石经刻"九经"印版，以后又扩大到《论语》《孝经》《尔雅》《五经文字》《九经字样》等书。其中《五经》《孝经》《论语》《尔雅》等典籍由国子监博士李鹗写本付刻，成为我国最早的"监本"古典文献。

宋朝雕版印书事业十分发达，官府、书院、私家与书坊都从事雕版印书工作。印本书籍数量之多，范围之广，成品之精，是前所未有的。官刻本以国子监刻本最为有名，如《千金翼方》《金匮要略》《图经本草》《史记》及前后《汉书》等，都是影响重大的典籍。

到北宋中叶，毕昇发明胶泥活字印刷术后，又陆续出现木活字、铜活字、铅活字和磁活字等印本书籍，反映了我国古代印刷事业的迅猛发展。

清代刻书风气很盛，除职业书肆及官府刻本外，凡有一定条件的官僚地主、士大夫都自行雕版印书，以示文雅。雍正四年（1726），陈梦雷用新制铜字排印《古今图书集成》。该书共计10000卷，目录40卷，5020册，共印64部，是中国印书史上的一大创举。

第三章　古籍分类

　　秦汉以来，国家空前一统，社会政治、军事、文化有了巨大的发展。在此基础上，国家与私人藏书越来越多。汉武帝首次下令征集全国图书，加以收藏保管，"百年之间，书积如丘山"。因此，汉朝政府专门掌管书写之官筹划建馆藏书，并不断派遣使者前往各地收求遗书。国家藏书除太史、博士官署外，还有延阁、秘室、兰台、东观及仁寿阁、文德殿、华林园、观文殿等处，"搜之不为不力，聚之不为不专"。

　　由于书籍日益增加，保管、贮藏与阅读、流通成为很大的问题。因此，汉成帝命光禄大夫刘向整理校勘经传、诸子、诗赋三类书籍；步兵校尉任宏整理校勘兵书；太史令尹咸整理校勘数术；侍医李柱国整理校勘方技；而刘向负责总校。根据古典文献范围，当时分为六大类。刘向每校完一书后作《叙录》一篇，条例篇目，说明大意，同书奏上。这是古典文献第一次大规模的整理，意义重大，影响深远。

　　刘向死后，其子刘歆继承父业，综合群书《叙录》编成《七略》，为我国最早的国家图书目录。

　　《七略》将当时书籍文献分为七大类：辑略、六艺略、诸子略、兵书略、数术略、方技略、诗赋略。辑略是概说，综述学术源流；六艺略包括易、书、诗、礼、乐、春秋、论语、孝经、小学等九目；诸子略包括儒、道、阴阳、法、名、墨、纵横、杂、农、小说等十目；兵书略包括兵权谋、兵形势、兵阴阳、兵技巧等四目；数术略包括天文、历谱、五行、蓍龟、杂占、刑法六目；方技略包括医经、经方、神仙、房中等四目；诗赋略包括歌诗（歌词）、赋（屈原等）、赋（陆贾等）、赋（荀卿等）、杂赋等。凡 6 类 38 种 13000 余卷，开我国校书编目之先河，对古籍的登记、保管、流传和阅读使用具有积极作用。

第四章　中医药文献源流

一、早期甲骨文医学文献

我国医学文献的起源相当久远。据考古学研究发现，早在石器时代就有了用砭石、石针治病和用火灸疗等原始的医疗技术及神农尝百草的传说。我国现存最古老的医书《黄帝内经》中多次提到"上古""中古"，以《黄帝内经》成书于周代计算，其上古所指远达公元前 2000 年以前的夏商时代。有可靠记录的是《甲骨文合集》（郭沫若，中华书局）中收集的与疾病有关的甲骨骨片 320 片，涉及疾病的内容约计 1000 条。若再加上描述有关生育、医理和自然因素的卜辞，其数量更为可观。胡厚宣《殷人疾病考》云：卜辞中记载的病名 16 种，涉及现今的内、外、妇、儿、五官、泌尿、传染、牙、脑等 9 科，并已记载了用酒、砭石治病及熨、灸、按摩、叩击、整骨、拔牙等治疗方法。另据近人统计，甲骨文中记述了 30 多种现仍可入药的动、植物名，还有涉及环境卫生、挖渠排水、避风御寒、防暑除湿的记录。在个人卫生方面，有湔（jiān，洗脚）、頮（huì，洗脸），以及用潘（煮热的淘米水）洗面沐发的记录。殷商时期，甲骨文中反映殷人依直观感知而给疾病命名的就有 34 种，如疾首、疾目、疾齿等都是建立在直观思维基础上的。①

早期简帛医籍中，一般都没有书名或篇名，也没有著者和抄书人的姓名。马王堆汉墓出土的 14 种古医书，凡早于《黄帝内经》的均无书名标识，这和《尚书》《诗经》等一样，都是后人起的书名，作者不详。直到与《黄帝内经》同时代或稍晚一些的医籍，如《养生方》《却谷食气》《十问》等，才开始出现篇目或书名。《十问》中还出现一些托名的古人，如黄帝、天师、彭祖、盘庚及尧、舜、禹、齐成王、秦昭王等。

早期简帛医籍中，还出现合书与附录。"合书"是在同一编联的简册上，或同一张丝帛上先后抄录两种以上内容不同的著作。如马王堆出土的帛书，一张长帛中书写了 5 部医书：《足臂十一脉灸经》、《阴阳十一脉灸经》（甲本）、《脉法》、《阴阳脉死候》及《五十二病方》。以上各书均无书名，是后人整理时加上的。

"附录"是在写完一书后又补充增添的文字。如《五十二病方》写成后，又有人补充了疾病的病方（"卷末佚文"）。

早期简帛医籍由于零星分散，不易保存，后世多由整理者整理成汇编，《黄帝内经》正是综合编集大量早期简帛医籍的一部巨著。该书所引录的各种早期简帛医籍佚文，除了绝大部分完全没有标题外，还有少量保存了书（篇）名，据统计，《灵枢》与

---

① 参见温少峰等《殷墟卜辞研究》，四川省社会科学院出版社，1983 年。

《素问》中保存了书（篇）名的共有 53 种，包括有书（篇）名且内容基本保存的 16 种，有书（篇）名仅保存零星佚文的 8 种，有书（篇）名而内容已佚的 29 种。还有一些先秦时代的简帛医籍是散见于其他各种古代文献中的，如《难经》《七略》《史记》《伤寒杂病论》《脉经》《针灸甲乙经》《内经太素》等。

二、早期简牍医学文献

我国最早的医学书籍，应从竹木简策开始，以前的甲骨、金石还不能算作正式的书籍。简牍作为主要文献载体使用时间很长，约有 1000 年的历史，从春秋战国到西晋，简牍已很普及。最近 100 年来，随着考古学的发展，又有大量简牍医学文献成批出土。

（一）流沙坠简

1908 年，英籍匈牙利人马克·奥莱尔·斯坦因（Marc Aurel Stein）在新疆尼雅（现新疆维吾尔自治区和田地区民丰县）、甘肃敦煌北汉代长城故垒及小驿站发掘到两汉至魏晋木简 1000 余枚，盗运至伦敦，由法国巴黎法兰西学院教授爱德华·沙畹（Edouard Chavannes）整理出版。1910 年中国学者罗振玉去信索取木简照片，罗振玉和王国维合作，根据沙畹寄来的 533 张木简照片进行研究考释，释录其中 588 枚木简，分为小学术数方技书［包含《仓颉》（秦代李斯）、《急就篇》（汉代史游）、《历谱》、《占书》、《阴阳书》、《相马经》、《方技书》］，屯戍丛残（释汉代屯戍、烽、燧等制度）、简牍遗文（《力牧》）三大类，分三册出版，书名《流沙坠简》。其中《方技书》中有医方 11 简（残），记有治疗人、马、牛的医方，还有记载药物的残简 4 枚。

（二）居延汉简

1930 年，中瑞西北科学考察团成员之一，瑞典人弗克·贝格曼（Folk Bergman）在"黑城"附近汉代烽燧遗址发掘出两汉木简万余枚，这是中华人民共和国成立前出土简牍最多的一次。木简先入藏于香港大学图书馆，抗日战争爆发后迁至美国，入藏美国国会图书馆。后经胡适交涉，又运至台北"中央研究院"历史语言研究所。1959 年根据汉简整理出版《居延汉简考释》；1980 年中国社会科学院考古研究所出版《居延汉简甲乙编》，其中与中医药有关的医简有 100 余枚，记录了数百名戍边士兵的病案、死亡报告书及医方、药物等。此类病案在居延汉简中甚多，从中可见当时西北地区边塞戍卒患伤寒、痛证居多，提示发病可能与地域气候有关。

（三）武威医简

1972 年 11 月，处于汉代丝绸之路上的甘肃武威县东汉墓中发掘出 92 枚医药简牍，简质为松、杨木，与西北出土汉简相同。字体多属隶书，间有章草。这批简牍有木简 78 枚、木牍 14 枚，其中 1 枚专记药物价值，另有 2 枚记录禁忌之类，其余皆为治病医方。1975 年，经整理编成《武威汉代医简》一书，由文物出版社出版。

《武威汉代医简》共载录较完整医方 30 多首，其中可辨认的比较完整的方剂有内科方 15 首，外科方 11 首，五官科方 2 首，妇科方 1 首，针灸科方 1 首，其他 3 首。用药 100 种，其中植物药 63 种，矿物药 16 种，动物药 12 种，其他 9 种。剂型包括汤、丸、散、膏、醴、滴、栓 7 种，赋形剂 4 种（白蜜、猪脂、乳汁、骆酥）；送药饮料 5 种（酒、酢浆、豉汁、糜、米汁）；外治给药法 7 种（敷目、塞耳、指摩、涂抹、灌鼻、塞鼻、薄贴）。载录穴位 3 个（三里、肺输、泉水）。

（四）马王堆医简

1973 年，在湖南长沙马王堆三号汉墓发掘出大批帛书和竹木简，竹木简经马王堆汉墓整理小组整理，分别定名为《十问》《合阴阳》《天下至道谈》《杂禁方》，连同帛书 11 种，经释读加注后编成《马王堆汉墓帛书（肆）》，由文物出版社 1985 年出版。

《十问》（竹简）共 101 简，是这批医简中篇幅最长者。全书假托上古帝王、诸侯与方家、术士互相质疑问难，共 10 组问答，探讨顺应阴阳四时，注意饮食起居，操练气功导引，注重房中养生等问题。讨论的重点在于预防疾病，追求健康长寿。

《合阴阳》（竹简）共 32 简，属古代方技类房中文献，集中讨论了男女阴阳交合之事，皆属性医学、性保健内容。

《天下至道谈》（竹简）共 56 简，出土时与木简《杂禁方》合成一卷。本书主要讨论房中养生之道，即性保健问题，内容十分丰富，对"七损八益"等问题的详尽阐述，解决了中医学中的千古疑案。

《杂禁方》（木简）共 11 简，讨论如何用符咒法来调理夫妻不和、妇姑相斗、婴儿啼哭、多噩梦以及犬善吠等，反映了古代祝由咒禁法的一些特点，属古代祝由科文献。

（五）云梦秦简

1975 年湖北云梦县睡虎地发掘出 12 座战国至秦代的墓葬，十一号秦墓中出土竹简 1155 枚，虽非医书，但也有涉及医政、法医的内容。如有聚居麻风病患者的"疠迁所"的记载，比史书记载南梁天保七年（公元 557 年）设置的"疠人坊"早 700 多年。另外，还有关于麻风病患者症状的详细描述。

（六）阜阳汉简

1977 年安徽阜阳县城郊双古堆一号汉墓出土 200 多件文物，其中有一批竹木简及木牍，距今 2100 多年。经专家精心整理，得十多种珍贵古籍：《苍颉篇》《诗经》《周易》《年表》《大事记》《万物》（又称《杂方》）《作务员程》《行气》《相狗经》、辞赋、《刑德》《日书》。其中有医学著作两部：药学文献《万物》，气功类文献《行气》。据考证，《万物》撰写于战国时期，早于《神农本草经》，是迄今发现的最早的药物学著作。

（七）张家山汉简

1983—1984 年，湖北江陵县张家山发掘出 3 座汉墓，年代在公元前 2 世纪中期左右，墓中出土竹简 1000 余枚，整理成 8 种简书，其中包括两部古医籍，即《脉书》《引书》。

其中，《脉书》可分为 5 种医书，分别命名为《病候》《阴阳十一脉灸经》《阴阳脉死候》《六痛》《脉法》。其中《阴阳十一脉灸经》《阴阳脉死候》《脉法》3 书与马王堆出土的内容基本相同，是一种医书在同一时期的不同写本。

（八）成都老官山医简

2012年，四川成都天回镇出土西汉时期土坑木椁墓4座，出土带有"心""肺"等线刻小字的汉代人体经穴髹漆人像（图4－1），这是我国考古史上的首次发现。而根据出土简牍所整理的部分医书，则极有可能是失传的中医扁鹊学派经典医籍。墓中除了《五色脉诊》之外，其他8部医书都没有书名。经初步整理鉴定为《敝昔医论》《脉死候》《六十病方》《尺简》《病源》《经脉书》《诸病症候》《脉数》。出土的医简中，还有184枚竹简的内容为医疗马匹疾病的《医马书》。

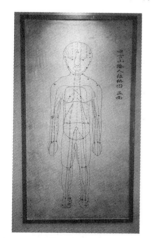

出土的完整人体经穴髹漆人像，高约14厘米，五官、肢体刻画准确，白色或红色描绘的经脉线条和穴点清晰可见，不同部位还阴刻"心""肺""肾""盆"小字，应是迄今我国发现的最早、最完整的人体经穴医学模型，与墓葬出土的经脉医书相对照，对解开中华医学经脉针灸理论的起源具有重要意义。

图4－1　汉代人体经穴髹漆人像

三、早期缣帛医学文献

1973年马王堆三号汉墓出土大批帛书，皆折叠成长方形储藏于漆奁之中，其中有医籍10种。

（一）《足臂十一脉灸经》

共 34 行，在帛书上端空白处有"足""臂"两个篇目。"足"部包括下肢 6 条经脉：足泰阳脉、足少阳脉、足阳明脉、足少阴脉、足泰阴脉、足厥阴脉，"臂"部包括上肢 5 条经脉：臂太阴脉、臂少阴脉、臂泰阳脉、臂少阳脉、臂阳明脉。总结其特点：其一，脉的总数为 11 条，与传世的《灵枢·经脉》中记载的十二经脉相比，缺臂厥阴一脉；其二，十一脉的循行方向全部都是向心的；其三，治疗全用灸法，且只提灸某某脉，却无穴位名称；其四，对病候的描述也很原始简单；其五，诸脉均无理论和治则上的阐述；其六，足厥阴脉一节后有疾病生死预后的记述。

（二）《阴阳十一脉灸经》

分甲、乙两本，甲本较完整，乙本残缺严重。甲本用小篆，乙本字体近隶书。按先阳脉后阴脉的顺序书写，依次为足巨（太）阳脉、足少阳脉、足阳明脉、肩脉、耳脉、齿脉、足巨（太）阴脉、足少阴脉、足厥阴脉、臂巨（太）阴脉、臂少阴脉共 11 条。同样缺臂厥阴脉。总结其特点：其一，脉的总数为 11 条，亦缺臂厥阴一脉。但手三阳脉的名称分别是"肩脉""耳脉""齿脉"，似为遗存的原始名称。其二，排列以阴阳为序，阳脉在前，阴脉在后，与《足臂十一脉灸经》先足后臂不同。其三，将"温"字改作"脉"字。其四，两条脉远心性循行：肩脉、手巨（太）阴脉。其五，所主病症从《足臂十一脉灸经》的 78 种增至 147 种，几乎增加一倍。其六，出现"是动病""所产（生）病"的名称。其七，足少阴脉一节后附调摄法。

（三）《五十二病方》

《五十二病方》是我国现存最早的医方书。此帛书原无标题，因卷首列有 52 类疾病目录，故整理者仿《汉志·方技略·经方》之书名，命名为《五十二病方》。全书记载 52 类（今实存 45 类）疾病，具体包括内、外、妇、儿、五官等各科疾病 103 种。现存医方 283 首（估计总数在 300 首以上），用药达 247 种。此书真实地反映了我国西汉以前临床医学及方药学的发展水平。书中记载的外科（含伤科、皮肤科）疾病及治法所占比例较大，其成就也比较突出。

（四）《导引图》

1973 年湖南长沙马王堆三号汉墓出土的《导引图》是西汉初年的作品。由于年代久远，出土时已是碎片。经专家精心拼缀复原，发现该图是现存最早的一幅描绘保健运动的工笔彩画。图中用彩色描绘了不同年岁的男女所做的导引动作 40 多个，每个动作旁边还附有简单的文字说明（导引动作名称），如堂（螳）狼（螂）、龙登、熊经、篓（猿）塸（呼）、鹞北（背）、鹤听（唳）。图上男女数量大致各半。《导引图》使古代文献中散失不全的多种导引与健身运动找到了最早的图画实物，为导引动作的确认，以及研究导引术的传承、发展、变化提供了可贵的证据与线索。

四、早期卷轴医学文献

卷轴是纸张发明后盛行于六朝、隋唐时期的主要文献载体和书籍形式。

1900 年，敦煌莫高窟发现藏经洞，内藏大量珍贵的经卷、文书、绢画和法器等文物。由于当时清政府未及时进行保护，以致大批珍贵文献流出海外。据 1962 年商务印书馆出版的《敦煌遗书总目索引》初步统计，可考的敦煌卷子就有 22500 余卷，目前公布的敦煌卷子已达 50000 余卷，分别收藏于国内外图书馆、博物馆及藏书家手中，包括英国伦敦、法国巴黎、日本龙谷大学和俄罗斯圣彼得堡等处。

中国中医科学院马继兴综合各处所藏敦煌文献研究认为，在有目可考的 22500 卷敦煌卷子中，约有 100 种医学卷子，其数量之巨大，内容之丰富，价值之珍贵，是中国历史上从来没有过的，远远超过汉代出土的孔壁书、晋代出土的汲冢书及近百年来出土的西陲汉简、殷墟甲骨、马王堆简帛等。

1988 年，马继兴编成《敦煌古医籍考释》，将各处汇集的敦煌医学卷子进行分类编目，共分为十一类：①医经类，②五脏论类，③诊法类，④伤寒论类，⑤医术类，⑥医方类，⑦本草类，⑧针灸类，⑨辟谷、服石、杂禁方类，⑩佛家、道家医方类，⑪医史资料类。其中第一至八类均为专门医学著作；第九类是有关古代养生、祝由的文献；第十类是佛经、道经中的医学内容；第十一类是有关医学史的各种资料。

1998 年，马继兴和王淑民等编写的《敦煌医药文献辑校》，又将敦煌医药文献分为四大类：①医经诊法古籍；②医术医方古籍；③针灸药物古籍；④其他医术古籍，并附医史资料。

敦煌遗书保存了大量已失传的佛经、儒经、史书和文学作品，提供了珍贵的文献实物标本。中国四大发明中的造纸术、印刷术，皆可以从敦煌文献中找到最好的实物标本。唐懿宗咸通九年（868）四月十五日王玠为二亲敬造普施的《金刚经》木刻卷子（现藏英伦敦博物馆），是世界上最古老、最完整的刻印本。

敦煌医学卷子大大丰富了隋唐前后的医学文献。据史志目录记载，魏晋南北朝至唐末五代时期医书种类及数量繁多，有三四百种，但传存至今的仅有屈指可数的七八部，如《肘后备急方》《诸病源候论》《千金要方》《千金翼方》《外台秘要》《经效产宝》《刘涓子鬼遗方》等，故敦煌医学卷子的出土弥补了这一时期传世医书稀少的遗憾。此外，敦煌医学卷子大多未见史志著录，这说明当时收入史志中的医学书目是有限的，而散见、流传于民间的医药书籍非常广泛。

敦煌医学卷子保存了古卷轴的原始面貌，具有极高的文物价值。敦煌医学卷子都是雕版印刷发明前的古人墨迹，真实地展现了古卷轴的型制、纸张、用墨、字体、书写格式。尤其是本草类著作中的"朱墨间书"及各种符号标识，保存了古代本草文献的原貌，是后世宋、元刻本医书无法比拟的。

敦煌医学卷子为古籍的校勘、辑佚提供了重要的原始资料。因为敦煌医学卷子记载的是公元 10 世纪以前的文献，早于所有现存传世古医籍刊本，更接近古书原貌，故可为多种传世古医籍的校勘提供早期的依据。此外，敦煌医学卷子中还保留着不少失传古医书的佚文，这些佚文为辑佚复原古医书提供了重要的原始资料。

敦煌医学卷子反映了六朝隋唐时期的医学成就，大多在《内经》的理论基础上进一步发挥或补充，有的还提出了独到的、异于通行诸说的观点，对后世很有启示。此外，敦煌医学卷子还保存了我国唐代以前四种重要本草著作的早期传本，如《本草经集注》《亡名氏本草序例》《新修本草》《食疗本草》，尽管有所残缺，但弥足珍贵。敦煌医学卷子中保存的医方达 1000 首以上，大都是六朝、隋唐时期医家通过长期临床实践留下的验方、效方，其治病范围涉及内科、外科、妇产科、儿科、五官科等，还有许多外用方（膏摩、药浴、灌汤、坐药、磁疗、盐熨等）、解金石中毒方及祝由法、纳息（气功）法、辟谷法等。

敦煌医学卷子保存了古佚"经方"，提示名方渊源出处。同时，也解决了医史文献上的一些疑难问题，判定了一些医学文献中长期争议未解决的撰年问题。如《王叔和脉诀》一书的成书年代，一直争论不休，今据敦煌医学卷子唐初《张仲景五脏论》考证，确定此书成于唐代，一切成书于唐后之说皆为失考。

敦煌医学卷子的语言文字特点可归纳为：①敦煌卷子中存有大量俗体字、讹别字、通用字，对阅读造成障碍；②存在大量六朝、隋唐时期的俗语词；③敦煌文献中一些世俗文献多字迹模糊，难以辨认；④医学卷子中的内容，大多能在传世医书中找到相同、相近的文字。

第五章　中医古籍研究

　　学习中医，研究中医，离不开中医古籍。从某种意义上讲，没有古籍，也就没有中国传统的思想文化。中医古籍是中国传统医学的载体，是中医药学赖以生存和发展的基础，是萌发当代中医科学成就的一方沃土。

　　一位科学家曾经说过，古代科学是一片有丰富养分的土壤，孕育着许多科学思想的种子，有的刚刚萌芽，有的深深埋藏于泥土之中。只要具备一定的历史条件，这一颗颗珍贵的种子就会相继发芽、开花、结果、成材。

　　中医药的科学种子深埋何处？它就在中医古籍之中。

　　学术界常常探讨中医的特色问题。如果从科学研究的角度来考察，中医文献研究不失为其特色之一。所谓特色者，应兼特异性和先进性。把文献研究作为一门学科最主要的研究方法之一，不仅在医学科学中，而且在整个自然科学领域中，可以说是十分罕见的，这就是它的特异性。同时，中医文献研究，不仅具有一般的分析综合功能，而且能融古今之长，又面对沉淀数千年的中医宝库，更有开发新知识的功能，这体现了它的先进性。

可惜的是，长期以来，包括中医界在内的相当一部分人士，对中医文献研究有一种偏见，或是误解，即把中医文献研究局限于经学范畴，对医经的校正、考据、汇编、类编、发微、问难、解惑、钩玄等成为大家研究古籍的主要方法。又由于经学强调注不破经，疏不破注，恪守师法，形成了信而好古、崇古贱今的价值取向。其实，中医文献研究的领域是十分开阔的。

中医古籍研究可分为保存性研究、应用性研究和开发性研究三种。

（1）保存性研究，即通过发掘、收集、整理等手段，使埋藏于地下的文献重见天日。通过研究考证，使其中存在的错乱得到纠正，散失的内容得以复原，恢复文献的本来面目，并使其得到妥善保存和应用。

（2）应用性研究，即通过文献研究，促使中医古籍有效地应用于临床实践。这之中又有初级和高级之分。初级应用性研究，实际上是指对文献的一种初级加工，古已有之。如王冰对《素问》进行注释；张景岳把《内经》分门别类撰成《类经》等。后人则更进一步将深奥难懂的古汉语译成通俗的白话文。中医学是一门应用性学科，使古人丰富的经验迅速为现代人所理解，并应用于临床，显然是非常重要的。但仅停留在初级阶段是远远不够的。高级应用性研究，则是通过对相关专题文献进行全面系统地汇集，分析归纳，去粗取精，去伪存真，力求揭示其规律性，并进行规范性研究，用以指导临床。

（3）开发性研究，即通过对古今中外中医药文献的精华进行开发，使之升华，在原有基础上实现理论和实践的突破。开发性研究既建立在保存性和应用性研究之上，又需与临床研究、实验研究相结合。中华人民共和国成立以来，我们所获得的一些重大的中医药研究成果，多与中医文献的开发性研究有关。如中医基础理论中的脉象本质研究，针灸学中的经络实质研究，中药青蒿素、大黄的研究，等等。

中医文献研究的方法，可分为传统方法和现代方法两大类。传统方法包括校勘、训诂、释义、辑佚等。随着现代自然科学的迅猛发展，中医文献研究出现缩微型、机读型、视听型等多种类型，文献研究的方法得到前所未有的发展，正在将中医文献研究推向新的境界。

第六章　中医古籍分类

自从刘向父子创六分法奠定我国古典文献分类法之后，历代均有所补充订正，先后创制了多种分类法。大致来说，我国的古籍分类有以下几种：四分法，如《隋书·经籍志》《四库全书总目》；五分法，如《奕庆藏书楼书目》；六分法，如《汉书·艺文志》；七分法，如《七录》；九分法，如《七志》；十二分法，如《通志·艺文略》。其中六分法一直沿用到隋唐时期，唐初修《隋书·经籍志》后，四分法成为我国古籍最主要的分类方法。

一、四部分类法

四部分类法是我国古典文献的基本分类方法，早在三国魏文帝时期（220—226），秘书郎编定《中经》图书目录时，就已确定了四部分类法的雏形。后来晋武帝咸宁年间（275—279）秘书荀勖曾依《中经》另编"新簿"，即《晋中经簿》，内分甲、乙、丙、丁四部以总群书。当时甲部为经书，乙部为子书，丙部为史书，丁部为文集，医书则属乙部之一。《隋书·经籍志》的编者把这四部直接标为经、史、子、集，四部之下又细分 40 个子目。经部下有易、书、诗、礼、乐、春秋、孝经、四书、五经总义、小学等 10 目；史部下有正史、古史、杂史、霸史、起居注、旧事、职官、仪注、刑法、杂传、地理、谱系、簿录等 13 目；子部下有儒、道、法、名、墨、纵横、杂、农、小说、兵、天文、历数、五行、医方 14 目；集部下有楚辞、别集、总集等 3 目。此外，还有道经部和佛经部，共 15 类。此后，许多史志的经籍艺文志，官簿如《崇文总目》《四库全书总目》，私人藏书目录如《郡斋读书志》《直斋书录解题》，都沿用经、史、子、集四部分类法，直到近代。

医学书籍虽集中于"方技略"，但其他各类图书中也有与医学有关的内容。

（一）经部

十三经经文中就有直接关于医药方面的内容，如《周礼·天官·冢宰下》中详细记述了周代政权中的医事制度，设医师总管医药行政，分食医、疾医、疡医、兽医四科，并记有分工职责等。《诗经》中所提及的植物药有 80 余种，如："东门之墠，茹藘在阪……中谷有蓷（tuī，即益母草）……采采芣苢（fú yǐ，即车前）"尚志钧对《诗经》整理多年，其所著《诗经药物考释》载药 289 味，其中植物药 174 味、动物药 115 味，按自然性属分为 9 类。[①]

---

① 见任何《尚志钧本草文献研究学术成就与经验》，安徽科学技术出版社，2010 年。

（二）史部

史部与医药有关的资料较多。一是直接记述古代医学经验的文献，如《史记·扁鹊仓公列传》中记述了西汉名医淳于意氏的"诊籍"，是现存最早的较完整的医案，其中又引用了一些更早的古医籍佚文，如《脉法》《五诊》《病法》等书，更为可贵。《三国志》中保存了《华佗别传》一书的佚文，都是珍贵的医学文献。二是列有不少著名医家传记的各种史书及地方志著作，它们有的将医家传记列入"方术列传""隐逸列传"之中。三是史书中记载有历代医事制度、法令、医学考试和药材等史料，如《太平寰宇记》中记载有宋代全国入贡的大量药材名称，《岁时广记》中记有宋代民间医药发展情况的资料。四是中外医药交流及国外医学史料也见载于史部文献之中，如《高丽史》（郑麟趾等著）一书就记载有丰富的中朝医学交流和朝鲜医学史料；日本的古史《日本三代实录》中，也记有唐代以前中日医学交流的史料。

（三）子部

子部除医家类，在其他类中也有与医药有关的文献资料。

1. 道家类

此类中有大量的医学文献。在《中国图书联合目录》中，"道藏"类有医书14种，导引、气功书22种，养生书16种，达52种之多。道家类著作中多存有医学内容，如《抱朴子内篇》卷五《至理》载："理中四顺，可以救霍乱，款冬、紫苑可以治咳逆，萑芦、贯众之煞九虫，当归、芍药之止绞痛，秦胶、独活之除八风，菖蒲、干姜之止痹湿……荠苨、甘草之解百毒，芦如益热之护众创，麻黄、大青之主伤寒。"（按：现存《伤寒论》中治霍乱虽有理中丸及四逆汤，却无"四顺（汤）"；明代《证治准绳》中虽有"四顺汤"，实属同名异方。因此，《抱朴子内篇》的记载在方剂学中是值得研究的史料。）

2. 兵家类

兵家类如《神机制敌太白阴经》（唐代李荃著）卷七《药方类》，就记有人病药方 18 个，包括治疗时症、赤斑、大疫、疟疾、痢疾、霍乱及人因马病而得的一些疾病，还有专治马病的药方 7 首，很有价值。

3. 农家类

农家类文献中的医学内容多与药用植物及食疗有关。如《齐民要术》卷十中记载，地榆榨汁酿酒可治风痹，并可补脑。《救荒本草》（明代朱橚著）、《野菜谱》（王磐著）、《茹草编》（周履靖著）、《野菜博录》（鲍山著）等书中都绘制了一些形象逼真的民间草药图谱，并记述了它们的用途。

4. 术数类

术数类如《五行大义》（隋代萧吉著）就是一本讲述五行理论的专著，其中也涉及一些中医学的理论，如脏象、药性等问题。

5. 杂家类

杂家类文献中也有与医学有关的资料，如《子华子》中有专门论述医学理论的内容（"北宫意问第九"等），涉及病因、生理、药理和五行学说。《淮南子·说林训》中，记有蝮蛇伤人可用野葛（"堇"）涂敷治疗；同书"览冥训"和"缪称训"记述了地黄、甘草、大戟、葶苈的药理和用法。

博学多才的沈括所著的《梦溪笔谈》，是一本涉及许多自然科学的名著，该书卷二十六"药议"中专门辨论药物形状及理论问题的有 27 条，订正了药物品种方面的一些混乱问题。

6. 谱录类

谱录类文献中涉及医学内容的包括食谱和动、植物书，如《饮膳正要》（元代忽思慧著）一书，收载了约 200 种食疗本草。

7. 小说家类

小说家类如嵇康的《养生论》和皇甫谧的《寒食散论》，以及小说家类文献中散见一些古代本草著作中的佚文等。

（四）集部

在集部中，也有关于医药史的资料和部分古医书佚文。如《六臣注文选》中就有 10 种古医书的佚文，这是十分珍贵的医药文献。曹植的《陈思王集》卷一中有一篇《说疫气》，是一篇专门论述传染病的文章，文中载："建安二十二年，疠气流行，家家有僵尸之痛，室室有号泣之哀，或阖门而殪，或覆族而丧。或以为疫者，鬼神所作。夫罹此者，悉被褐茹藿之子，荆室蓬户之人耳。若夫殿处鼎室之家，重貂累蓐之门，若是者鲜焉。此乃阴阳失位，寒暑错时，是故生疫。"

我国古代各种非医书中的医学史料也是相当丰富的。《古书医言》（1773 年日本吉益东洞著）、《医余》（1862 年尾台逸著）、《医古微》（1935 年张骥著）以及 1953 年杨元吉编的《中国医药文献》（初辑）和 1986 年由中央卫生研究院编印的《清代文集里有关医药的摘抄》等，都是整理古代非医书中医学资料的专书，颇有研究价值。

二、早期医籍分类法

《史记》已有禁方、本草之类的分类，《汉书·艺文志》将医书分为医经、经方、房中、神仙四类；到公元 3 世纪，《晋中经簿》分图书为甲、乙、丙、丁四部，将医书列入乙部；公元 656 年《隋书·经籍志》子部医方类未对所收录的医学书目进行分类；到 945 年《旧唐书·经籍志》开始将医书分为以下七大类：

（1）明堂经脉：26 家，173 卷。

（2）医术本草：25 家，128 卷。

（3）养生：16 家，79 卷。

（4）病源、单方：2 家，66 卷。

（5）食经：10 家，190 卷。

（6）杂经方：58 家，724 卷。

（7）类聚方：1 家，2600 卷。

这是文献记载的中医书分类法。这种分类法较之《汉书·艺文志》已有较大的进步。即将"医经"类改为"明堂经脉"类，包括《内经》《难经》《脉经》以及针灸著作。将"经方"类扩充为"医术本草""杂经方""食经"三类。另外，补充了"养生""病源、单方"类，取消了"房中""神仙"两类。

到了 1161 年，郑樵在《通志》中将医书细分为 26 类。

郑氏这种将医书分作 26 类的方法，显然较前有了较大的改进，特别是增加了新的类目胡方、岭南方，胡方是指国外医书的中文译本，岭南方指我国南方少数民族的医药书籍；本草类书籍由于内容广泛，更加专门化，所以分成了本草、本草音、本草图、本草用药、采药、炮炙等6类；此外，临床各科也出现了不同的分类。（表6-1）

表6-1 《通志》医书分类法

类	类名	部数	卷数	类	类名	部数	卷数
1	脉经	73	301	20	五脏	33	90
2	明堂针灸	60	193	21	伤寒	27	75
3	本草	39	350	22	脚气	9	22
4	本草音	6	37	23	岭南方	5	9
5	本草图	6	86	18	杂病	19	25
6	本草用药	26	80	19	疮肿	17	58
13	采药	5	9	20	眼药	11	41
14	炮炙	4	13	21	口齿	8	15
15	方书	139	4923	22	妇人	16	89
16	单方	10	325	23	小儿	41	167
17	胡方	11	105	24	食经	41	366
18	寒食散	10	59	25	香薰	3	8
19	病源	40	231	26	粉泽	3	5

（以上据郑樵《通志》卷六十九《艺文略第七·医方类第十》）

三、《国史经籍志》医书分类法

明代焦竑《国史经籍志》（1594年以后）根据《通志》的医书分类法进一步调整，将医书分为17类。（表6-2）

表 6-2　《国史经籍志》医书分类法

类	类名	种数	类	类名	种数
1	经论	181	10	脚气	7
2	明堂针灸	60	11	杂病	21
3	本草	78	12	疮肿	32
4	种采炮炙	9	13	眼疾	19
5	方书	169	14	口齿	8
6	单方	13	15	妇人	24
7	夷方	11	16	小儿	47
8	寒食散	9	17	岭南方	7
9	伤寒	49	总 17 类 744 种		

《国史经籍志》中的 17 类 744 种是将《通志》26 类中的"采药"和"炮炙"合为一类；将"本草""本草音""本草图""本草用药"合成一类；将"脉经""病源""五脏"合成一类，改称"经论"，并取消"食经""香薰""粉泽"，基本奠定了中医书籍的分类法。以后的目录书中，进一步去掉"寒食散"类，医书分类大体已和今天分类的方法相似了。

1961 年，中医研究院和北京图书馆联合编制的《中医图书联合目录》将医书分作 18 类，进一步将分类扩充为三级式，其 18 类包括：①党和政府关于医药卫生的政策决策、决议及有关著作，②医经，③藏象、骨度、病源及有关中医生理、病理著作，④诊断，⑤本草，⑥方书，⑦伤寒、金匮，⑧温病，⑨临证各科，⑩针灸，⑪养生、护理、按摩、外治法，⑫综合性医书，⑬丛书、全书，⑭医案、医话、医论，⑮医史，⑯法医，⑰兽医，⑱工具书。

在 18 大类之下，又分若干小类。如"本草"下又分"本草经""综合本草""食物本草"等 9 小类。小类下再分细目，如"本草经"下再分"经文""注解""有关本草经的杂著"3 个细目。这样用三级分类的办法，将全国 59 个图书馆所藏的 7661 种中医书籍全部网罗在内。

中医书分类法由简趋繁的演化，是随着学术发展，分科逐渐细致，图书日益增多而产生的。同时，不同的分类方法又反映了不同时期的学术水平。

第七章　中医丛书和类书

一、丛书

丛书是指按照一定的主题、类别和体例，将两种以上的书籍汇编于一体，题以新的书名，原有书名和书目作为子目保存，以便保存和查阅的集群式图书，又称丛刊、从刻、汇刻等。

丛书的特点是被收集的书都能保存原本面目，即所谓"各存原本"。

丛书的优点和功用：①使大量稀见难得的古籍文献和古籍善本得以保存和流传；③集中了一些常用的重要古籍、某一学科的重要典籍或某一学者、某一学派、某一地区的某些著作，为读者、研究者提供方便。总之丛书方便了读者和研究者，并使古籍得以保存、流传，有利于学术文化的发展。故张之洞在《书目答问》中说："丛书最便学者，为其一部之中可该群籍，搜残存佚，为功尤巨。"

（一）丛书起源

据可靠的史料记载，丛书始于六朝南宋时期。《隋书·经籍志》记载的齐朝陆澄的《地理书》和梁朝任昉的《地记》，是最早的地理丛书，但均已亡佚。开创综合性丛书体例并形成最早的综合性丛书的，是南宋宁宗嘉泰元年（1201）俞鼎孙和俞经共同编撰的《儒学警悟》，其次为左圭的《百川学海》，收书100多种。随着学术文化的不断发展，编刻丛书蔚然成风，至明清时期流行甚广，尤以清代最为鼎盛。乾隆年间编修的《四库全书》是古代最大型的丛书，共收书3503种79337卷（不包括存目），装订成36304册。1959年上海图书馆编写的《中国丛书综录》，所收载的丛书共达2797种。

（二）丛书种类

丛书可分为综合性丛书与专科性丛书两大类。综合性丛书亦名汇编、汇刻，兼收经、史、子、集各类或至少两类以上的书籍，如《四库全书》。专科性丛书亦称类编、类刻或专刻，专收某一类或某一学科的图书，如《二十四史》《皇清经解》等。

医学丛书的组成和一般丛书相同，每部丛书均有一个总书名，其下至少包括两种著作，多的可包括几十种至百余种著作。

（三）医学丛书类型

1. 合抄本及合刊本

元代宗文书院刻唐慎微《经史证类大观本草》31卷、寇宗奭《本草衍义》20卷，都是现存较早的合刊本医书。合抄本和合刊本虽都具有丛书的性质，但由于它们没有一个总的书名，习惯上不将其列入丛书之中。

2. 附刊本

合刊本的另一种形式称作附刊、附刻，即在一部卷数较多、影响较大的著作之后附刊其他著作，一般是内容较少或作为前书的补充参考的著作。如明代熊宗立刊刻的《补注释文黄帝内经素问》12卷后附刻有《素问佚篇》1卷、刘温舒《素问入式运气论奥》3卷、熊宗立《素问运气括图定局立成》1卷。这4本著作虽刻于一编，但无总的书名，各自独立，后人一般也不将其列入丛书中。除合刊本和附刊本外，还有以下几种特殊类型的医学丛书。

3. 分卷型丛书

有些医学丛书的子目书名是在总书名下统一分卷编成的。如《景岳全书》共包括16种著作64卷，其中卷一至卷三为《传忠录》，卷四至卷六为《脉神章》，卷七、卷八为《伤寒典》等。又如《医宗金鉴》共14种，90卷，卷一至卷二十五为《订正仲景全书》，卷二十六至卷三十三为《删补名医方论》，卷三十四为《四诊心法要诀》等。

此外，像《古今医统大全》也是一种分卷型丛书，但由于其编写体例不够严密，全书100卷中只有28卷有子目书名（共21个书名，如《内经要旨》《翼医通考》《妇科心镜》《幼幼汇集》等），其余72卷均无子目书名，仅有篇目。

4. 篇目型丛书

有些医学丛书的子目书名是以篇目的形式出现的，如《东医宝鉴》共5种子目书名，即《内景篇》4卷、《外形篇》4卷、《杂病篇》11卷、《汤液篇》3卷、《针灸篇》1卷。

5. 节本型丛书

有些医学丛书中的子目实际是节录本而非完整著作。如《济生拔萃》共收录金元时期 19 种医学著作，但这些著作都是经过删节的，而该书对此并未做出说明，容易使后人误认为是原著。

（四）医学丛书书名

医学丛书由于是多书汇集而成的，原本没有一个总的书名，以什么标准来命名也没有统一的规定，因此出现以下几种情况。

（1）根据原来的一般性丛书总名而定的书名。如《四库全书医家类九十七种》和《正统道藏养生书选录十六种》。

（2）汇集多种著作删节而成的，如《济生拔萃》，表明选拔精粹之义。

（3）根据合刻（刊）本定的书名，如《本草医方合刻》（《本草备要》和《医方集解》合刻）。

（4）取一子目书名为总书名，如《医门棒喝》13 卷，包括《医门棒喝》4 卷、《伤寒论本旨》9 卷。

（五）主要医学丛书

1. 包含医学书籍的大型丛书

大型丛书中也包含有医学书籍，其中比较重要的有下列三部：

《四部备要》。中华书局 1934 年用仿宋字排印，并于同年开始分册出版精装标点本，共收四部书籍 347 种，亦多属善本。其中子部"医家"收有《补注黄帝内经素问》《黄帝内经素问遗篇》《难经集注》《本草经》《注解伤寒论》《金匮玉函要略方论》《黄帝内经灵枢》7 种。由于排印的关系，书中错讹之处甚多，使用时应加注意。

《丛书集成初编》。商务印书馆 1935—1937 年排印出版。以实用与罕见为着眼点，选定丛书 100 部。对于子目重复的，只选取一种，共收书 4107 种，拟分订 4000 册，实际只出版了《丛书集成初编》3467 册，因日寇侵华而中止。仅就已出者而言，便可谓我国历史上最大的一部丛书。全书采用近代图书分类法，分为总类、哲学、宗教、社会科学、自然科学等类。本书收编了多种稀有少见的笔记、杂钞、杂说等单本、孤本书籍，可补前两种丛书之不足。其中"应用科学类"共收《黄帝内经太素》等医药书籍 78 种，为历代丛书中收载医药书籍最多者，而且不少是罕见的版本，如《产育宝庆集》《颅囟经》《旅舍备要方》等，都是不易见到的秘本。

《四部丛刊》。1948 年商务印书馆据上海涵芬楼藏书及国内宋、元、明刻善本，照原书统一缩印成体式整齐的本子，并于扉页载明原书版本及尺寸。初编、续编、三编共收经、史、子、集四部书 413 种。由于所据尽为善本，故文献价值很高。其中子部收有《重广补注黄帝内经素问》《黄帝素问灵枢经》《新编金匮要略方论》《注解伤寒论》《新刊王氏脉经》《重修政和经史证类备用本草》等唐、宋、元、明善本医书 9 种。

2. 医学丛书

医学丛书属专科丛书，按照丛书性质，为类编丛书，历代多有编纂。《中国丛书综录》所载医学丛书达 130 多种。现择其重要的几种简介于下。

《济生拔萃》。元代杜思敬辑，刊于 1308 年，是现存中医丛书中较早的一种。本书节录金元时期医家张元素、李东垣、朱丹溪、王好古、罗天益及杜氏自撰的医药书籍 19 种，故亦称《杜思敬十九种》。但其收录的著作在内容或卷数方面基本上是经过删节的，在研究考证时应特别注意。

《古今医统正脉全书》。亦称《医统正脉全书》，简称《医统正脉》，由明代王肯堂初刊于 1601 年，收录重要医学论著 44 种，包括《素问》《灵枢》《甲乙经》《中藏经》《脉经》《难经》《伤寒论》《金匮》《千金要方》《伤寒明理论》《类证活人书》《宣明论方》《儒门事亲》《脾胃论》《丹溪心法》《医经溯洄集》《证治要诀》《伤寒六书》等，为医学丛书中影响较大的一种。

《医宗金鉴》。该书系乾隆时由政府组织编写的大型医学丛书，由吴谦等辑，刊于 1742 年，共 90 卷 15 种。包括《订正仲景全书伤寒论注》、《订正仲景全书金匮要略注》、《四诊要诀》、各科心法要诀、《运气要诀》、《删补名医方论》等。其中伤寒、金匮部分，除对原文订正并加注释外，还征引了清以前各家的论述；各科心法要诀，则以歌诀体裁概括病证的辨治。此书是一部流传较广，具有一定影响的中医丛书。

《周氏医学丛书》。清代周学海编，共 3 集 32 种。刊于 1891—1911 年。内容包括经周氏校刊的、评注的、精选的和自撰的著作。全书切于实用，校注部分亦多精到见解。

《三三医书》。裘庆元辑，共三集 99 种，刊于 1924 年。全书名称取义于"医不三世，不服其药"和"三折肱知为良医"的典故。包括宋至清代有关中医基础理论、各科临床、针灸、本草、方书、医案、医话、医论等医药论著，而以明、清著作为主，并收入少数日本人医著。所收论著大多篇幅短小，使用方便。

《珍本医书集成》。裘庆元编，上海世界书局 1936 年刊印。全书选收中医典籍文献中较实用的精本、孤本、抄本、未刊本共 90 种，分为 12 大类，包括医经类 5 种、本草类 5 种、脉学类 3 种、伤寒类 4 种、通治类 8 种、内科类 12 种、外科类 3 种、妇科类 4 种、儿科类 2 种、方书类 17 种、医案类 15 种、杂著类（医话、医论）12 种。校勘精细，选收精审，如《内经博议》为钞本，《难经古义》为日本精钞本，《难经正义》（日本原书已佚）为未刊本等；其中一些著作尚未见于《四库全书》《永乐大典》和《古今图书集成》。故本书对于古籍文献保存和学术研讨甚有价值。

《中国医学大成》。曾炳章辑，原计划收辑 365 种医著，实际出版 136 种。辑收魏、晋以至明、清历代重要医药著作。另有日本医著 2 种（丹波元简《灵枢识》、吉益东洞《药征》），分为医经、药物、诊断、方剂、通治、外感（内又分为伤寒、温暑、瘟疫等小类）、内科、外科（内又分外科、伤科、喉科、眼科等小类）、妇科、儿科（又分儿科、瘟疹）、针灸（又分针灸、按摩）、医案、杂著（又分医论、医话等）等 13 类。每种均经校阅标点，篇首列有内容提要。全书对保存医籍文献和推动中医学术发展起到了积极作用。

《皇汉医学丛书》。陈存仁编校。本书选辑日本学者研究中医药的专著共 72 种，分总类、内科、外科、女科、儿科、眼科、花柳科、针灸、治疗、诊断、方剂、医案、医话、药物及论文集共 14 类。其中有些书籍在我国已经佚失，有的专著则有新的论见。本书对于中医药古籍文献研究和学术交流具有一定价值和意义。

（六）医学丛书检索

检索医学丛书，可查阅有关中医图书目录。另外，可查阅丛书目录专书，以 1959 年上海图书馆编《中国丛书综录》最为全面和方便。该书共汇集全国 41 个图书馆收藏的丛书 2797 种，分为三大册：第一册是《总目分类目录》，将各种丛书加以分类编排，每种丛书下列出所包括的子目；第二册是《子目分类目录》，将所收丛书中的子目书 7 万多条按四部分类排列，每一子目书下注明见于何种丛书；第三册是《子目书名索引》和《子目著者索引》，将第二册中所收各子目的书名与作者，按四角号码编排，以便检阅。利用此种书目，可以查知医学丛书以外的其他丛书所包含的医药书籍，以及某种医药图书收录于何种丛书，甚为方便。

二、类书

类书是按照"分类隶事"的原则和方式，以事物或问题为纲目，将各种书籍中的有关资料收集抄辑，并分门别类加以整理编排而成的一种工具书。其特点是内容广博，搜罗广泛，举凡上至天文，下至地理，旁及社会生活、科学技术、文化历史等知识，均无所不收，而以类相从。因此，类书是具有百科全书性质的一种古籍文献。例如《太平御览》一书，从天文地理到虫鱼草木，包罗万象，共分 55 门 5426 类 1000 卷，引书多至 2579 种，有较高的学术文献价值。同丛书比较，类书不保持引用书籍的原有结构和完整性，只是分门别类地采录引用其有关内容。

（一）类书起源

类书最早见于魏文帝时期的《皇览》（已佚），凡四十余部，一千余篇。至南北朝时，类书已相当盛行，金、元时期一度低沉，至明、清又趋繁盛，以《永乐大典》和《古今图书集成》为其登峰造极之作。自六朝至清末，历代共编有类书六百多种，现存者二百多种。

至于类书的产生、形成、昌盛和流行，则有其客观的社会原因和深刻的政治背景。一方面，由于科学文化的不断发展，典籍文献日益浩繁，进行分门别类整理，以利阅读使用，成为社会的迫切需要。此外，六朝之际，形式主义文学泛滥，文学创作尚骈丽，重藻饰，讲究征事引典，但一人胸中无从遍记，故为临文寻检而编修的类书成为一时之需；唐、宋、明、清诸朝，科举制度盛兴，为便于文人士子科举应考，临文备查，当时编修了许多用于科考的类书，以供市场之需，所谓"文籍浩瀚，汗牛充栋……一时欲得全书而遍览之亦艰力哉！有能旁搜博采，类萃成帙，如聚药物于一笼，集材用于一场，任医师匠代之采择，则不费搜求而得效奢矣，其功顾不伟哉"（郑京《山堂先生群书考索序》）。另一方面，则是出于封建统治者的政治需要，可利用类书了解历代的兴衰治乱，君臣得失，从而作为借鉴。明成祖朱棣在《永乐大典》编修时就说过："天下古今事物散载诸书，篇帙浩穰，不易检阅。朕欲悉采各书所载事物类聚之，而统之以韵，庶几考索之便，如探囊取物。"类书就其编排体例与包含内容的不同，可大体分为类编与专编两种类型。前者兼收各类，内容广泛，是类书中的主体正宗；后者则只汇编某一类的资料与典实。前者的内容是包括多方面，后者的内容多是一个方面的，如《岁华纪丽》一书，就只收四时节候方面的内容。

类书虽然为封建统治阶级所用，并起到了为封建王朝服务的作用；但是，由于征引、采撷了不少古籍文献的内容，并且做了专题分类的整理编排，因此，在客观上起到了保存文献、保存学术的有益作用。明人沈际飞在《古今类书纂要序》中称类书是"以类相从，如散钱之就索焉，此类书所由贵也"。类书既有宝贵的历史价值，也有重要的文献价值和学术价值，是研究中国古籍不可或缺的重要工具。

分析类书在古籍整理方面的意义和用途，首先在于其提供了丰富系统的学术资料和专题资料，因此，可以按其部类查获需要了解的详细资料，并可作为考察和考证某一事物、某一问题发生发展的主要线索和依据，具有专题索引的作用，可借以查找原文及其出处。其次，类书可以作为辑佚和校勘的极好材料。由于类书中引用了大量古籍文献内容，如其原书已亡佚，或残缺不全，即可据此进行辑佚或辑补。鲁迅的《古小说钩沉》一书，就是从《北堂书钞》《太平御览》《太平广记》和《文苑英华》等类书中辑出的。清代编修《四库全书》时，即从《永乐大典》中辑出佚书375种之多。其中包括医书多种，如严用和的《济生方》。在校勘方面，由于在编纂类书时，系依据当时版本收录的，故可据以校勘后本、今本，如鲁迅校《嵇康传》，也是依据上述几种类书。

但是，类书也有其不足之处，由于类书多系奉敕编纂，常带有一定的社会与政治背景，一定程度上反映了封建统治阶级的思想立场和伦理道德观念；而收编又多成于众手，时有断章取义或取舍欠当之处；或因辗转传抄，常有错讹，或混注于正文，或未注明出处等。一般不直接引用类书，或引用时须与原书细加校对。再者，各种类书所收材料互有详略，因此，使用时最好多查几种，互相比较，择其详善者而从之。这些都是使用类书时应当注意的事项。

历代类书数量甚多，较为著名和重要的，有隋唐时的《北堂书钞》《艺文类聚》《初学记》，宋代的《太平广记》《太平御览》和《册府元龟》，明代的《永乐大典》，清代的《渊鉴类函》和《古今图书集成》等。

（二）重要类书

1.《永乐大典》

《永乐大典》始纂于明成祖朱棣永乐元年（1403），由翰林学士解缙等主持编纂，初名《文献集成》；后又由姚广孝及解缙等重修，于永乐六年（1408）十二月告成，并改今名。全书正文共22877卷，凡例与目录60卷，装成11095册，共约3.7亿字。收编内容包括经、史、子、集、百家著述、天文、地理、医药、阴阳、工农、技艺、释道二藏、南北戏文、曲艺平话等，"毋厌浩繁"，共采集古今图书七八千种。该书依照《洪武正韵》韵母编排，"用韵以统字，用字以系事"。每字之下，先注明该字的字音、字义和楷、篆各体，然后分类汇辑与该字有关的天文、地理、人事、名物以及诗文词曲等材料。尤为重要和可贵的是，《永乐大典》对元代以前的重要典籍多依照原书整部、整篇和整段抄引，一字不改，由此保存了大量今已遗失的古籍内容。清代编修《四库全书》时，仅医药一类，即从该书辑出佚书 20 部（其中有兽医书 3 种）。宋代医学名著《苏沈良方》《博济方》《伤寒微旨》等都是亡佚已久的秘籍，全靠《永乐大典》保存下来。

《永乐大典》原为写本，因数量繁巨，费工浩大，未及刻印。明嘉靖四十一年（1562），世宗朱厚熜组织人力摹写了一部副本，称为"嘉靖副本"。清嘉庆丁巳年（1797），《永乐大典》正本毁于火灾，副本亦陆续散失，至光绪年间仅存三千余册。到八国联军入侵时大部被焚掠，所剩无几。中华人民共和国成立后，经多方收集，包括苏、德归还部分，共得 730 卷，由中华书局影印出版。现全世界共存 800 余卷。

2.《古今图书集成》

原由陈梦雷于康熙四十五年（1706）编纂完成，初名《古今图书汇编》，仅为写本，未及刊刻。至雍正时期，陈梦雷被贬谪戍塞，蒋廷锡奉命重新编理，并改今名。原书于雍正四年（1726）以铜活字排印，仅印 65 部，书名《钦定古今图书集成》，每部 1040 卷，525 函，5020 册。清末又翻印两次。全书共10000 卷，目录 40 卷，分为 6 编 32 典 6109 部。所录内容，也多将原书整部、整篇、整段加以抄引，不加审改；征引资料，也一并书名、篇目和作者。其中第四编"博物编"（此编包括艺术、神异、禽虫、草木4典，总1130部）艺术典下的《医部全录》，收录重要医籍520卷，约950万字，辑录自春秋战国到清初的医籍文献一百余种，加以分类编纂，为我国现存最大的医学类书。其内容包括古典医籍的注释，各科疾病的辨证论治，各种疾病的理论和临床治法，以及与医药有关的艺文、记事和医家传记等，颇为丰富。以儿科一部为例（卷401~卷500），主要分为两大部分：小儿一般疾病和痘疹专论，在小儿一般疾病下又分为25门，包括胎养、初生护养、诊断以及疾病治疗。在治疗方法项内，除了方药外，还收录针灸、单方等，对后世研究中医儿科很有价值。

（三）医学类书

医学类书即辑录或摘抄多种医学文献并加以分类的汇编医学著作。大多数医学类书都标明了引文出处，也有的类书除了引用各家原文外，还附有编辑者本人的论述。医学类书内容比较广泛，主要涉及医学理论、辨证、诊断、各类疾病、药物、方剂、针灸等多方面。较大的医学类书门类齐全，包罗全面，称为医学全书，具有极高的价值，是医学文献检索的重要工具。

1. 隋唐以前的医学类书

从我国医书的历史来看，《黄帝内经》（或其中的《素问》《灵枢》）一书已具有了医学类书的特点。因为《黄帝内经》确实是集中了先秦时代多种简帛医籍中不同流派学说与医学成就之大成的一部古籍。尽管书中多不能直接看出引文的原始出处，但这是在医学发展历史早期阶段的自然现象，不足为怪。当然，由于

《黄帝内经》本身对后代医学的影响，以及医书分类的惯例，故未将其列入医学类书。

已知较早的一部大型医学类书，是公元 4 世纪晋代医家范汪（又称"范东阳"）所撰《杂药方》170 余卷（又称《范东阳方》或《范汪方》），一说 105 卷（参见《隋志》及两《唐志》）。这是一部收编当时医书内容相当丰富、学术影响较大的医学类书。陶弘景在《本草经集注》卷一《序录》中对此书有很高的评价，《诸病源候论》《千金要方》《新修本草》《证类本草》及日本的《医心方》等书都曾引用此书。又据《古今医统大全》卷一所记，明代的《普济方》也多采用此书内容。可惜的是，原书早已失传。

其次是约与此同时，葛洪氏所撰《玉函方》100 卷。葛洪在《抱朴子内篇》卷十五《杂应》中曾自叙其撰《玉函方》集选汉、晋以前的各种医籍，包括著名的戴霸、华佗《金匮绿秩》、崔中书《黄素方》及百家杂方五百余卷，甘胡、吕傅（吴人）、周始、甘唐通、阮河南（按：阮氏名炳，又称阮阳东，魏人）等人著作。这些著作的卷数"或一百十，或九十四，或八十五，或四十六"不等，总数"近将千卷"。葛氏根据以上近千卷的各家医书，取其精要，分类编集而成 100 卷的《玉函方》，可惜这部著作早在隋唐时期即已失传（梁《七录》与《隋志》《唐志》中均未著录，仅存部分佚文）。

公元 5 世纪时，由刘宋宗室建平王刘宏主持编纂的《典术》120 卷（见《隋志》"范东阳方"条下所引《七录》文。按：刘宏在《宋书》卷七十二及《南史》卷十四有传。《典术》中和药物有关的零星佚文，见《艺文类聚》卷八十七至卷八十九桑、杏、女贞等篇，及《太平御览》等书），也是一部已佚的大型医学类书。

公元 7 世纪初（606—618），由隋政府医学机构编修的《四海类聚方》，共 2600 卷，其书目首见于《隋书·经籍志》，在两《唐志》中又续有著录。而且《旧唐书·经籍志》中曾将当时官方收藏的全部医书分为七大类（共 136 家 3962 卷），其中的一大类就是"类聚方"，而这类医书只有一"家"，即指此书而言。因此，从此书的名称（所谓"四海类聚"）、卷数，以及当时的医书分类方法等方面，都可以看出此书收罗内容之广、规模之大，可谓世界医学历史上空前巨大的一部医学百科全书了。

此外，在编修此书的同时，又从中选录出单验要方，另编成《四海类聚单要方》一书，也有 300 卷之多。（见《隋志》，而在两《唐志》中所记书名无"要"字，并附"隋炀帝敕撰"字样，足证这两部书均是当时医官集体编修，而冠以帝王之名的）

《四海类聚方》一书，在唐初官修《新修本草》中曾有引述，如《证类本草》卷十二"牡荆实"下唐本注中所记的"出《类聚方》"文。同时也可看出此书不仅收藏医方，也记载本草。

公元 752 年，王焘在弘文馆（相当于唐政府的图书馆）采辑医方，撰写《外台秘要》一书时，曾见到此书，并引用过书中的一些资料。

由于隋唐时期印刷术尚未广泛地应用，加上全书卷帙庞大，受当时保管、借阅及传播等条件的限制，该书在唐代以后就由于战乱等而失传了。

至于《四海类聚单要方》一书，到了唐代开元九年（721），秘阁所存仅有 16 卷（见两《唐志》），此后国内即不见记载。但此书由于卷数较少，可能在唐代初期曾辗转传抄至日本。故 889—897 年，藤原佐世在《日本国见在书目录》中曾记载："《类聚方经》百二十（卷）。"较之 300 卷仍缺 180 卷，已非完帙。

984 年，丹波康赖《医心方》曾引用过《单要方》的佚文二则（见该书卷二十五"治小儿紧唇方第四十九"），《单要方》很可能就是此书的简称，但此后也下落不明。

唐代的医学类书（全书）现存的有孙思邈《千金要方》《千金翼方》各 30 卷及王焘《外台秘要》40 卷，但这三部书在医书传统分类上多被列入"综合性医书"或"唐人方书"类，在引用古医书名（引文出处）方面，孙氏著作多从略，而《外台秘要》一书尚多保留。

《外台秘要》，唐代王焘撰。王焘是唐太宗时礼部尚书王珪的孙子，任职台阁二十余年，利用弘文馆能够遍观天下载籍的有利条件，采撷古今方书精要，汇成《外台秘要》，全书 40 卷，分 1104 门。每门先述病因病机，后列方治，其中有关病因病机的内容，多采自巢元方《诸病源候论》，方则"上自神农，下及唐世，无不采撷"。本书收集资料相当广泛，且秩序井然。尤其可贵的是，王焘引用资料能够忠于原著，并标明书名卷次。该书为研究我国唐以前医学状况的重要资料，唐代以前方书，目前大多亡佚，很多古医籍的内容赖此书得以保存。《外台秘要》于宋仁宗熙宁二年（1069）由孙兆校正刊行，已残，今存明程衍道重刊本等。1955 年人民卫生出版社据经余居本影印刊行。

2. 宋代以后的医学类书

北宋初期又有两部大型的官修医学类书，一部是与《四海类聚方》规模相仿、内容浩大的医学百科全书，即 981—986 年由贾黄中、李宗讷、刘锡等人编修的《神医普救方》1000 卷，又目录 10 卷。书中所引用的医书多至数百部，书首并有赵光义（即宋太宗）的序文。①

另外两部是 992 年在宋朝医官院征集全国经验方的基础上，由王怀隐等人集体撰成的《太平圣惠方》100 卷和约 1117 年官修《圣济总录》200 卷。这两部医学类书现在尚存，其内容虽均甚广博，但多略于引文的出典，也是一个缺点。

宋代还有一些较大型的专科性医学类书。如本草学类的《证类本草》（包括《大观本草》《政和本草》等刊本）、幼科类的《幼幼新书》、养生类的《养生类纂》等。

明代的大型医学类书主要有朱橚等人的《普济方》426 卷（1406 年）、徐春甫的《古今医统大全》100 卷（1556 年）、楼英的《医学纲目》40 卷（1565 年）、李时珍的《本草纲目》52 卷（1578 年）、王肯堂的《六科证治准绳》44 卷（1602 年，包含六种类书）等。

《太平圣惠方》，由翰林医官使王怀隐等人于太平兴国年间编撰，历时 14 年完成，共 100 卷，刊于 992 年。本书在广泛收集民间效方的基础上，吸取北宋以前各种方书的有关内容加以分

---

① 参考《宋史》卷二百六十五《李宗讷传》、《续资治通鉴长编》二十八、《宋史·艺文志》、《通志·艺文略》、《秘书省续编到四库阙书目》、《玉海》卷六十三及《中国目录学史》等。

类，分诊法、处方用药、脏腑病证、伤寒、内科杂病、外科及骨伤、金创、胎产、妇人病、儿科、丹药、食疗、补益、针灸等，共 1670 门，载方 16834 首，可视为专科性类书。每证先列《诸病源候论》有关病因论述，其后详列处方和各种疗法。本书不仅保存了两汉迄隋唐的许多名方，同时保存了许多已佚医书的内容，如《伤寒论》和《金匮要略》的一些内容及佚书《点烙三十六黄经》的一些佚文，具有重要的文献价值和实用价值。日本人野渊纮即认为本书卷八有关伤寒条文的内容，是"反映宋校《伤寒论》原貌的一个确切资料"，并提出可称其为淳化本《伤寒论》。[①]

《圣济总录》。为宋徽宗政和年间（1111—1118）组织医官编纂的另一部专科性大型方书类书。曾于金代大定年间（1161—1189）和元代大德四年（1300）两次刊印。该书系采辑历代医籍、征集民间验方和医家献方加以整理类编而成。全书共 200 卷，载方近 2 万首，自北宋开国以来，医家所用之方，无不网罗，分运气、叙例、治法、临床各科及养生、杂治等 60 余门，每门之前，有论述一篇，下分若干病证，继列治方。本书保存了大量的古方和证治理论，但也杂有符禁、神仙服食等不科学的内容。对此，人民卫生出版社 1962 年排印本已予剔除。

《古今医统大全》。简称《古今医统》，明代徐春甫辑，初刊于 1556 年，共 100 卷。其辑录明以前历代医书及经、史百家著作中有关医学论述资料并加以分类编排，包括历代医家传略、医

---

① 〔日〕野渊纮《〈太平圣惠方〉》卷八——〈伤寒论〉的另一方传本（关于淳化本〈伤寒论〉》》，《国外医学》（中医药分册）1980 年第 5 期。

经要旨、各家医论、脉候、运气、针灸、临床各科证治、医案、验方、本草、制药及养生等各类。内容丰富，有较高参考价值。另在医学理论方面，尚有编者自己的见解阐述。

《名医类案》。明代江瓘辑编，其子江应宿增补，刊于1552年。全书搜罗自战国时期迄明万历年间历代著名医家医案，按病证加以分类编纂，共分205门，各详其证治，并酌加评注，属医案类专门类书。

《东医宝鉴》。由朝鲜许浚等奉敕编撰，共23卷，初刊于1611年，选录我国自《内经》迄金元四家，以至明代王纶、龚信、龚廷贤等医家著述86种，加以分类编辑。分内景篇、外形篇、杂病篇、汤液篇、针灸篇五篇，前三篇为此书的主要内容，下分子目108门，引书达86种，绝大部分为已佚的中国古代医籍。全书内容宏富，条理清晰，保存了丰富的医学史料和一些已遗失的古代医籍，是朝鲜医家中所撰汉方医著最负盛名者，在应用、研究和古籍整理研究上均有较高的价值。

3. 国外的中医学类书

在日本方面，最早的两部中医学类书是808年（日本大同三年）出版的由出云广贞、安信真直编修的《大同类聚方》100卷和868年（日本贞观十年）菅原岑嗣等人的《金兰方》50卷。以上两部类书都辑录了我国隋唐以前的各种中医古籍，可惜也都失传了。

日本现存最早的中医学类书有984年（日本永观二年）丹波康赖的《医心方》30卷，该书是辑录隋唐以前百余家中医古籍的一部重要著作。

　　朝鲜方面的中医学类书，现存较早的有 1433 年（世宗十五年）俞孝通等人的《乡药集成方》85 卷，1445 年（世宗二十五年）金礼蒙等人的《医方类聚》266 卷（但现存仅 262 卷），和 1613 年（光海五年）许浚等的《东医宝鉴》23 卷，此三书均大量引录中医古籍内容并标明出处，其中尤以《医方类聚》一书征引广博，在保存我国医学资料上发挥了极大的作用。

第八章　中医古籍文体和著述方式

一、中医古籍文体

文体指文章的语文体式。中医古籍的文体，受中医药学的发展和古代汉语及古代文史书籍的影响，由简朴到丰富多彩，具有自己的特色。常见的类型如下。

（一）记叙体

因为中医药学是一门实践性很强的学科，需要记载大量的临床经验、方案与药物知识，故记叙体实为中医古籍的基本形式。本草学著作、方书、医案、医话及医史人物传记等，多采用记叙体。

（二）论辩体

论辩体即现在所称的议论文，其论说医理，探讨问题，辩驳是非，有破有立。中医古籍中的医经、医论著作多采用这种文体，书名中往往有"论""辨""问""说""解""原"等字样，如《伤寒论》《温病条辨》《素问》《脑髓说》《逸病解》《素问玄机原病式》等。其形式有条文语录、问答、进表、策、书、疏等。

（三）辑录体

辑录体类似现代的文摘体，其文字精练、扼要，要求作者具有提要钩玄与由博返约的功夫。这类体裁在中医古籍从理论到临床各科的专著中都有，而中医类书均采用辑录体。

（四）杂文体

多见于医话、随笔、杂记及序、跋之作，如《上池杂说》《医学读书记》《冷庐医话》等。

（五）辞赋体

辞赋体指用韵文写成的文章语体，其句子整齐，易记易诵，便于中医药学的学习与传播，故历代许多医家喜用之。辞赋体常用于医说、歌括、歌诀、赋、诗、箴文等。多见于普及型中医古籍，如《医学三字经》《汤头歌诀》《时方歌括》《雷公药性赋》《标幽赋》《舌苔赋》《医门十戒》《饮食箴》等。

二、中医古籍著述方式

从内容看，中医古籍既有《黄帝内经》《神农本草经》《伤寒论》《金匮要略》等对中医学有普遍指导意义的经典医籍，以及从广泛医疗实践中概括提炼出来的系统的基本理论著作，又有临床各科诊疗经验的总结记录。

从编撰形式看，有原著，也有注解释译；有辑佚、类编，也有选编、汇录；有歌诀，也有散论答辩；有只叙一科一派一家的专著，也有广采博取的文献汇编；有单行附录，也有丛书、类书、全书及书目工具书等。

从卷帙看，有的一部一卷，大部分则一部数卷，甚至一部数十卷、数百卷，如《圣济总录》200 卷，《四海类聚方》2600 卷。

从著述体裁看，著述方式往往决定书的体裁，分析不同的著述方式，可以判断该书是原作还是改编本，是注本还是校勘本。中医古籍的著述方式主要包括撰、注、辑、校四大类。撰，也就是现在所说的著；注，即以注文形式解释原作；辑，将全部或部分原作加以分类汇纂；校，对原作加以勘误、修订或厘定。注、辑、校都是对原作再加工的著述方式。在中医古籍中，同撰、注、辑、校含义相同或相近的著述术语有很多，现归纳如下，以便区别。

撰〔
　撰：撰次　重撰　补撰　撰述
　著：编著　著述
　编：编纂　编述　编辑　编释　编订
　述：笔述　撰述

注〔
　注：纂注　集注　选注　次注　补注　注证　类注
　　　增注　图注　辑注
　释：注释　集释　评释　音释
　解：注解　集解　句解
　训：训解　训点
　评：评点　评注　加评　评释
　疏：注疏　笺疏　衍义

辑
- 辑：辑著　辑撰　辑述　搜辑　抄辑　辑录
- 纂：纂集　纂辑　纂修　增纂
- 集：集录　手集　抄集
- 录：记录　节录　汇录　选录

校
- 校：校勘　校注　校订　校定　校正　校补　校录
　　重校　校阅
- 订：订正　订补　合订　参订　重订　修订
- 正：辨正　笺正　改误
- 增：增广　增订　增补　新增
- 补：补订　补正　补遗
- 定：鉴定　考定　厘定　手定　审定

第九章　中医古籍版本

版本一词，源于简牍卷轴。牍是书版，即写字的木片或用木片写成的"书"；竹简可同样称之为版。本，指卷轴露在卷子外的轴头，或解释为线装书的"书根"。

"版本"一词出现于宋代，最初仅指雕版印本，以区别于手写本。到元、明代，则泛称书的各种本子，包括写本、印本、刻本、拓本以及后来的活字印刷本等。

因此，版本学就是研究书籍版本的发展历史和书本的各种特征，鉴别各种刊本的时代和真伪及其质量优劣的一门学问。它主要依据图书的封面牌记、字体刀法、版式行款、纸张墨色、藏书印记、刻印地点、装帧样式、题跋识语和避讳字等，研究、识别和考证书籍刊行的时代，鉴定书籍的真伪与价值。中医古籍版本学是一门应用科学，主要以客观存在的各种古籍版本为研究对象，根据各种版本形制、文字上的特征与异同，鉴定版本真伪，区分版本优劣，帮助人们解决阅读、整理、研究、收藏中医古籍时碰到的版本问题。

一、版本类别

古籍版本种类繁杂，名目众多，但概括起来，不外写本和印本两大类别。

（一）写本

写本亦称抄（钞）本，凡是由手工抄写而成的书皆称写本（抄本）。雕版印刷术发明以前的正式书籍，都是手写本。唐代以前的书籍都属于写本，包括简策、帛书。即便在雕版印刷术发明并流行以后相当长的一段时期内，也还有写本（抄本）。因此，写本（抄本）在版本中占有重要的地位。

在中医古籍方面，目前发现的最早的写本是长沙马王堆三号汉墓出土的医学帛书和简书，以及陕西武威旱滩坡汉墓出土的医学简牍。另外，著名的唐写卷子本和敦煌卷子本中，也有医药典籍。南北朝时期，梁代著名医家陶弘景撰写的《神农本草经集注》，首先在医籍的书写上采用朱、墨二色分写，凡出于《本经》的药物用朱字，凡出于《名医别录》的则用墨字，使人一目了然，不致混淆。这一珍贵的医籍写本，后来在敦煌石室中也有发现，但不是陶氏自写的，而是隋唐间人的写本。在该书的陶氏自序中，还有"诸药主治，唯冷热须明，朱点为热，墨点为冷，无点者是平"的标写说明，这又是一种科学的书写法，足见古代医家写书态度之严肃认真。

写本又可按抄写的不同分为以下三种。

（1）稿本。写成而尚未付印的书稿称为稿本，已印之后则称为原稿，其中作者亲自书写的称为手稿本；由他人代抄、经作者校订的，则称为清稿本。稿本是书籍的原始形态，能够如实地反映作者的真实思想，并且保存了作者的手迹，是十分珍贵的资料。未经刻印而又无副本的稿本，就成为孤本，其价值尤为珍贵。

（2）影抄本。依据原写本描摹而成的抄本就是影抄本，相当于近代的影印本。因此，其价值之珍贵不亚于原本。《四部丛刊》中就影印了不少宋代抄本，对保存古代医籍做出了有益的贡献。

（3）传抄本。根据抄本、稿本或影抄本传抄的本子即传抄本，其质量不如稿本或影抄本。由于辗转传抄，讹误脱落在所难免。正如古人所云："书经数刻，鲁鱼亥豕。"民间流传的一些手抄本，错误比刻本更甚。

（二）印本

凡是雕版印刷而成的书，概称印本（由石刻捶拓而成的，则谓之拓印本、拓本或碑本，不属于雕版印本）。印本是版本中数量最大、种类最多的一种类别，也是古籍的主体部分。根据雕印的各种不同情况，又可分为以下几类。

1. 按时代分类

印本按时代分，有唐本、五代本、宋本、金本、元本、明本、清本等。其中唐刻本所遗无几，五代刻本中最有名的是冯道刻印的《九经》（国子监本），传世亦无多。宋、元刻本，明末清初方始着重提出，乾隆时，组织人力清理内府藏书，编纂《天禄琳琅书目》，以版本时代分类，将宋版、元版、明版、影宋版和抄本，各从其类，加以分别叙列。从此，以上版本名称乃正式流行，而版本之学风气日盛，并相继出现了不少研究考订古籍版本的专门论著。

宋版中最有名的是北宋监本，其书多在杭州刻印，故又以浙本为佳，蜀本次之，闽本又次之。宋代刻印书籍，一般多选用洁白的白麻纸，书写多摹名家字体，如欧、柳、颜等字体，前后均由一人书写，刀法圆润，字体方正，墨色香淡。至南宋时期，其刻本质量又逊于北宋。

宋版书之所以可贵，不仅由于它的历史价值和纸张刀法，主要还在于刻印校勘认真负责，未经窜改，较少讹误，未失古书之真。但同是宋版书，也有优劣高下之分，也有错讹脱漏之处，以至为刻书人任意增损之处。正如顾千里在《重刻古今说海序》中所指："南宋时，建阳各坊，刻书最多。唯每刻一书……任意增删换易，标立新奇名目，冀以炫價，而古书多失其真。"因此，对宋刻本也不能一概而论，更不应盲从、迷信。

辽金刻本比较少见。因其时辽国书禁极严，凡将书传至宋朝所辖地区的要处以死刑，故流传不多。靖康之变，宋监本全数被金人掳走，其后遂成为金监本的底本。如《圣济总录》一书，就是由金人掠去雕版后加以刊印的。元人则继承、接收了宋、金的版本，经余谦等人大力修补而继续印行，基本上没有什么大的改动。其时杭州刻书盛况，不亚于宋时，成为全国雕印中心。元本字体多用当时流行的赵体，扁方圆活，版式多为黑口。

明代刻书，多而不精。明版书常常随意改动古书，妄加增删，甚至擅加改编，从而改变了古书的整个面貌。这是明刻本最大的缺点和弊病，也造成了很不好的后果。顾元武《日知录》卷十八就指出："万历间，人多好改窜古书。人心之邪，风气之变，自此而始。……不知其人，不论其世，而辄改其文，缪种流传，至今未已。"叶德辉《书林清话》卷七也说："明人刻书有一种恶习，往往刻一书而改头换面，节删易名。"我们了解了这些弊病，在学习、使用时应有所警觉，注意鉴别考正，而不至轻信上当，以讹传讹。

以上这种情况，多出现于明代中后期的刻本中。至于明代的翻宋刻本和嘉靖年间的刻本，也有质量精善的，未可一概而论。其中照原版刻印的影刻本，可以达到与宋刻原本无甚差异的水平。在明穆宗至明神宗时期（1567—1620），还出现了一种模仿宋版书又有所创新的字体，其特征是笔画横细竖粗，称为仿宋体，或简称宋体，一直沿用至今。另外，明刻本明显的特征是书名在鱼尾上，这也成为后人鉴别古籍版本的重要依据之一。

清版中最有名的是殿本书，由翰林院词臣总领其事，注重刊刻质量，乾隆十二年（1747）以前的刻本，刻工、纸张、墨色、校勘都很精良，多属于善本书。其中凡经皇帝订定或命人编写，由宫廷刻印发行的，校印均较精良。至于私人刻书和坊刻之风，则更为盛行，质量优良者亦为数不少。随着考据之风兴盛一时，精校精印的书籍尤为多见。现在我们看到的刻本大多是清刻本。

2. 按刻书机构分类

按刻书机构分为官刻本、坊刻本和家刻本。

（1）官刻本。其中又分为以下几种：①监本，即国子监本，指各朝国子监所刻书籍。最早始于五代时后唐的冯道，以后两宋和明代均有监本。明代并有南监本与北监本之分，以前者为优。②经厂本，指明代执掌宫廷事务的司礼监所属经厂（包括汉经厂、番经厂、道经厂）刻印的书籍，质量多较低劣。③藩府本，或称藩本，指明代各地藩王刻印的书籍。④殿本，亦称殿版，指清朝康熙、乾隆两帝在武英殿设立的刻书处所刻印的书籍。写工、刻工精致，纸墨优良，校勘精审，属版本中之上乘者。⑤局刻本，指各地方政府设办的书局所刻印的书籍。⑥府刻本，又称内府本，指由皇帝命人编写或订定后，由宫廷刻印发行的书籍。

（2）坊刻本。坊指市上的书坊、书肆、书林、书铺、书棚等而言，类似近代的书店、书社、书局。由书坊刻印的书籍，称为坊本。坊本由于为商贾所经营，多以营利为目的，故多粗制滥造，甚至改头换面，校勘不精，质量低劣；但在普及文化上也起到了一定的作用。近代一些书局、书社，每延聘高参，荟萃善本，加意校审，讲求印刷，在质量上有很大的提高，其中亦有不少善本。

（3）家刻本。亦称私刻本、家塾本，是由私人刻印的书籍。如岳珂的《九经三传》，其版本多至23种。家刻本中，有以室名称之者，如"毛氏汲古阁"本，清代鲍廷博"知不足斋"本等；有以刻印人姓名称呼的，如明代吴勉学刻本、吴兴闵刻本等。私家刻本多校勘精审，其中不少人本身就是酷爱并热心从事古籍整理研究的学者，其刻本多享有盛誉，比较可靠。上文所举几家中，就有刻印医药书籍的。明清时期的医家，也有私人刻印书籍的风尚，但多是刻印自己的著述。

此外，还有由道家和佛家刻印的书籍，其中根据道藏所刻印的书籍，称为道藏本，如《正统道藏》（明英宗时）和《万历续道藏》。道家常收罗各方面的著作，如诸子之书，以及《山海经》《抱朴子》等，其中有不少医药著作，在校勘古医籍方面起到了重大作用。成都青羊宫刻印的《道藏辑要》，内容十分丰富，对研究中国传统医学有重要意义。

3. 按地区分类

根据刻印地区的不同，有浙本（杭州本、衢州本、婺州本、台州本）、蜀本、闽本（建宁本、建阳本、麻沙本）、平阳本（山西临汾本）、金陵本、朝鲜本、蒙古本、日本本等。还可再以刻印地名的不同又细分为若干种。四川的雕版印刷，在唐代后期即已流行。唐僖宗中和三年（883），成都书肆已有雕印的书籍出售。北宋时，成都已成为全国几大印刷中心之一。五代十国的后蜀孟昶就刻印了《初学记》《文选》等书。宋太祖开宝四年（971），曾派人来成都雕造《大藏经》5000 余卷。及至北宋中叶，雕印中心又由成都转至眉山，绍兴年间在眉山雕印的《宋书》《梁书》《陈书》《魏书》《周书》《北齐书》等七部史书，就是著名的蜀刻大字本"眉山七史"。福建刻书，则以建阳的麻沙（所谓麻沙本）和崇化最有名，但校勘欠精，错讹不少，量多而质次。浙本以杭州本为最优。至于山西临汾，则是金代的雕印中心。

4. 按刊刻形式分类

按刊刻形式可分为活字本、石印本、影印本与复印本。

（1）活字本。用胶泥、铜、铅、锡或木制的方块活字排版印成的书籍称为活字本。印完后活字可以拆散，需要时又可以重新组合排版。

活字印刷始于宋仁宗庆历年间（1041—1048），由毕昇发明，见载于沈括《梦溪笔谈》。较之德国谷登堡发明排印法早 400 多年。当时活字是用黏土做成方形小块，在上面刻一反体字，然后用火烧制而成。至南宋时，开始有木活字出现。元成宗大德初年（1297），王祯首先提出木活字的规格，并发明了转轮排字架，将活字印刷术向前推进了一大步。金属活字，包括锡、铁、铜、铅活字四种，用金属浇铸而成，不用雕刻。据文献及实物考证，铜活字在明代就已开始制造和使用，并且印刷了不少书籍。清雍正四年（1726），用铜活字排印了《古今图书集成》。乾隆将活字本改称聚珍本，并用木活字排印了从《永乐大典》中辑出的宋、元佚书 123 种，这就是所谓的武英殿聚珍本。

（2）石印本。根据底本描刻或写刻而制版的印本即石印本，盛行于晚清及近世，中医书籍中这种印本不少。

（3）影印本与复印本。影印本系由照相制版印成的书籍，或依原书尺寸及字样大小，或据原书加以缩印。复印本则是依据光学原理与技术经由复印机印制的书籍，无须制版。这两种印本的优点是可保持原书面目，避免脱谬，在使用价值上等同于原本。

5. **按刊刻质量分类**

按刊刻质量可分为精刻本、通行本、修补本。

（1）精刻本。刻工精细、校勘认真、印装精良的书籍和版本称精刻本。宋元刻本、清初宫廷刻本及一些私人刻本，在以上几方面都刻意讲求，均属精刻本，或简称精本。

（2）通行本。刻印较多、流行较广、易于得到的版本称通行本。一般多为坊肆书贾所刻印，质量平常，即未经精校精审的刻本。

（3）修补本。对原有雕版进行修补后再行印刷的版本即修补本。有的雕版流行长达数百年，其间屡经印刷，加上鼠咬虫蛀，常有破损及模糊不清之处，须补雕补修始能印刷。如北宋时的一些监本书版，历经南宋、元、明、清诸朝，屡行补印，其中历经三个朝代修补的书版名曰"三朝版"。

（4）套色本。在同一版上将需要不同颜色印刷的部分，分刻成同样大小的版子套印而成的本子就叫套色本。其制版与印刷程序均较复杂。陶弘景以朱、墨二色书写《神农本草经集注》，《开宝重定本草》凡引用此书之文，便改用黑、白字加以区别，即用白字代表《本经》，黑字表示《名医别录》，这可看作是套色版的先声。

6. 按刊刻先后分类

按刊刻先后可分为刻本、翻刻本。

（1）刻本。一书的初次雕刻本称为刻本，亦称原刻本。这也是一书的最早刻本，或称祖本。

（2）翻刻本。依照原刻进行翻刻、翻印的书籍称翻刻本，亦称重刻本。一般说来，原刻本最能反映原书面目，价值最为珍贵；翻刻本则常有错讹脱漏，价值次之。但明、清两朝，尤其是清代的翻刻本，由于学者们的精校精审，加之讲求刻工，仍不失为珍贵而富有价值的佳本。

7. 按内容分类

（1）原本。原本即刻本。

（2）注本。对正文加以注释的古籍就是注本。如集多家之注于一册的，则称为集注本。另外，有的古籍，经有关学者阅读、使用，常加有眉批、侧注，包括校勘、注释、提示乃至质疑的批语，称之为手批本或批注本。凡经名家批注者，价值及学术意义更为珍贵。

（3）评点本。这种书籍经过藏书家评点，增加了句读和校勘，有的还有评注。

（4）校本。这种书籍是藏书家以善本校勘，并对其中错讹加以详细著录的版本，为藏书家和学者所珍视，正如孙从添《藏书纪要》中所说："书籍不论抄刻好歹，凡有校过之书，皆为至宝。"

（5）删节本。即对原书内容删裁节略而成的刊本，非原文全文。类书中收录的，大多是删节本。有些坊刻本，也有对原著加以删节的，但有时并未注明，容易鱼目混珠，使用时要善于辨别。

（6）全本。又称完本，泛指一般内容完整无缺的刊本。

（7）残本。在流传过程中残缺不全的古籍即称为残本。

（8）配补本。将某些有较高价值的残本，采用其他版本补足所缺部分，使之恢复完整，这种书籍便被称为配补本。这种配补本有时未予注明，使用时应注意区别原本与配补部分的不同版本，其中也有配补不当者，需加鉴别。

（9）新增本。又称增补本、增订本，是在原刊本基础上补充某些内容而成的版本。有的在书名上有所反映，有的并未注明。注明的如《验方新编》《增广验方新编》《增辑验方新编》；未注明的如明代童养学《伤寒六书纂要辨疑》，清代周氏醉耕堂刊本就附有《伤寒活人指掌补注辨疑》3卷，但其书名并未反映。

（10）善本与珍本。这是指书的质量与收藏价值而言的。其中善本是指内容完整无缺、校刊精良、较少讹误的版本。珍本则指具有历史、艺术和科学价值的罕见的刊本，如《珍本四库全书》《珍本医书集成》等。珍本不等于善本。

8. 其他分类

除上述分类方法外，古籍还有其他版本类别，如仅留存一份者，包括手稿、印本、碑帖、拓本、刻本等，均称为孤本；世代家传，不传外人者，则谓之秘本；由同一书抄出的复本，称为副本，或称仿写本。

二、中医古籍版本形式

印本书的最基本单位是版面，一页就是一版。一版可折成双面。版的中央是一狭长条，叫版心，或叫版口、书中、中缝。书版的四周界以黑线，叫版框，也叫边栏。四周是单线的叫四周单边，四周是双线的叫四周双边；仅左右是双线的叫左右双边，又叫文武边。版心有鱼尾，上下均有的叫双鱼尾，下部没有的叫单鱼尾。另外，根据鱼尾的花式还可分为黑鱼尾、白鱼尾和花鱼尾。鱼尾的分叉之处，是一版分折的中缝线。包背装、线装版心折叠处为书册左边开合处，叫书口，由鱼尾至上下边栏之间的空格叫象鼻，象鼻无墨线的叫白口，有细黑线的叫黑口，或叫小黑口，墨线粗的叫大黑口或宽黑口，特粗的叫阔黑口。一般说来，上鱼尾之上刻书名，下鱼尾之下刻堂名，中间刻卷数。在版框之外左上角或右上角刻的一小长方框，叫书耳，以刻篇名。版框的上端叫"天头"，下端叫"地脚"。校对时，批注于天头的称眉批，批注于行间的叫夹注。

三、如何选择善本

古籍版本种类繁多，变化巨大，因而古籍在流传中常有错简、脱简、缺卷、缺页、妄改、妄删等问题。学习与整理古籍，必须具有一定的版本学知识。从使用的角度来讲，我们讲求版本，并不是出于鉴赏、收藏或其他目的，而是为了能够正确认识与合理选择善本，因此没有必要单纯追求古本、孤本和秘本。这样才能使我们的整理和研究工作建立在可靠和科学的基础之上，从而避免错误，不走或少走弯路，并且节省时间，提高质量。否则，如版本有误，就会以讹传讹，甚至误己误人，贻笑大方。清代张之洞在《书目答问》中指出："读书不知要领，劳而无功。知某书宜读，而不得精校、精注本，事倍功半。"这里说的"精校、精注本"，就是善本。这就是说，应当以书籍本身对于学术研究价值的大小来衡量版本的优劣，而不是其他。因此，不必单纯追求古本。张之洞《輶轩语·语学第二》还提出："善本非纸白、板新之谓，谓其为前辈通人用古刻数本精校细勘付刊、不讹不阙之本也。"并且指出："此有一简易之法，初学购书，但看其序，是本朝（指清朝）重校刻，而密行细字、写刻精工者，即佳。"张氏又说："善本之义有三：一、足本（无阙卷，无删削），二、精本（一精校，二精注），三、旧本（一旧刻，一旧钞）。"

张之洞提出的关于善本书的几条标准是比较重要且合理的，可以作为评判善本书的基本条件。清代另外一位大藏书家丁丙，在《善本书室藏书志》里，列举了善本书的四个标准，可以和张之洞提出的几点互为补充。一曰旧刻（指宋元刊本），二曰精本（指从明代洪武至嘉靖间刻本中选取的最佳者，其中以正统、成化年间的刻本刻印最精，以及万历后雕刻既工而传世稀少者，主要指精刻本），三曰旧抄（指抄本，特指天一阁、汲古阁、知不足斋等私家所收藏的家抄本与影宋元抄本），四曰旧校（指乾嘉学者卢文弨、黄丕烈、孙星衍等人校勘的精校本）。

善本注重旧本或原刻本的原因，主要是愈经转抄翻刻，造成讹误的概率也就愈大；而越是刻得早的书，讹错就越少，越接近原书之貌。黄丕烈在《士礼居藏书题跋记·武林旧事六卷跋》中说："校勘群籍，始知书旧一日，则其佳处犹在，不致为庸妄人删润，归于文从字顺，故旧刻为佳也。"至于较早的抄本，或原来的稿本，那自然更能反映和保持原书的面貌了。

在众多精注精校本中，又应如何选择呢？吴孟复在《古书读校法》中明确提出："凡有现代、当代学者认真校注过的本子，首先就应该读这些；现代学者未曾校注的，或读者已经读过了这些的，可读清人、近代人校注本。"这虽然是针对读书而言的，也可以作为选择善本的一个参考。他还提出，如果没有精校、精注本的，最好找影印、影刊本。这也是很合理的。近年来，人民卫生出版社和中医古籍出版社等单位，有选择地影印了一大批中医药典籍，多数属于善本。

四、版本的选择

鉴别版本的方法，是一门专门的学问，可根据牌记封面、序文、题跋识语、名家藏章、书名虚衔、避讳字、刻工姓名、行数、字数及刻版特点来识别，涉及纸张、墨色、印鉴、题跋、字体、避讳、版式等多方面的知识，需要具有丰富的经验。这里只从普通读者角度介绍版本选择问题，最可靠的办法是向目录请教，通过目录书的介绍去物色相宜的版本。

大凡《四库总目》或《书目答问》中所点明的版本都是比较准确可信的。张之洞还提出一条简便的方法，即大凡清朝校刻过的，且密行细字、写刻精工者，都是可信的。因为清代在考据学风影响下，校勘精细，比较可靠。现今还可补充两点：凡影印书都是可信的，凡现代学者校注过的书，也都是可信的。

（一）《黄帝内经》版本

《黄帝内经》原书早已失传，但两千年来，关于《黄帝内经》的著作众多，我们就要善于根据其版本仔细选择。

据丁福保、周云青编《四部总录医药编》所载，《素问》共有下列版本。

1. 二十四卷本

（1）宋嘉祐中刊本。

（2）宋绍定间重刊本。

（3）金刊本（附亡篇一卷）。

（4）元□□癸未读书堂刊本，题《新刊黄帝内经素问附亡篇》。

（5）明嘉靖二十九年庚戌武陵顾从德翻宋刊本（即顾定芳本）。

（6）明万历十二年甲申周曰校绣谷书林校刊本。

（7）明万历二十九年辛丑吴勉学校刊古今医统正脉全书本。

（8）明万历四十八年庚申潘之恒编刊黄海本。

（9）清初刊本。

（10）四库全书本。

（11）清道光二十九年己酉赵氏仿宋刊本。

（12）清咸丰二年壬子守山阁校刊本。

（13）清同治九年庚午薛福成影宋刊本。

（14）清光绪三年丁丑浙江书局刊二十二子本。

（15）新会李元纲校刊本。

（16）清光绪十年甲申京口文成堂重刊道光本。

（17）清光绪三十三年丁未京师书局刊医统本。

（18）民国十二年癸亥中医学社补刊本。

（19）北京镜古堂文华堂两刊本。

（20）民国十三年甲子萧耀南刊本。

（21）民国十八年己巳中华书局四部备要排印本。

（22）大东书局中国医学大成排印本。

（23）日本宽文三年癸卯风月堂刊本。

（24）日本安政四年丁巳占恒室复刊明嘉靖本。

（25）日本元和中活字印本。

2. 五十卷本

明正统刊道藏本，题《黄帝内经素问补注释文》。

3. 十二卷本

（1）元后至元（顺帝年号）五年己卯胡氏古林书堂刊本，题《补注释文黄帝内经素问》。

（2）明成化十年甲午鳌峰熊宗立种德堂刊本，题《重广补注本》。

（3）明嘉靖中赵府居敬堂刊本。

（4）明嘉靖中金溪吴悌刊本。

（5）明万历四十三年乙卯朝鲜活字本。

4. 十五卷本

明詹林刊本，题《京本校正注释音文黄帝内经素问》。

《素问》版本，据现存医书目录记载，均不止此数。现在的《素问》通行本，一以元胡氏古林书堂刊本为母本（12卷），一以明顾定芳翻宋本为母本（24卷），一以明正统道藏本（50卷）为母本。

（二）《灵枢》版本

《灵枢》基本上都是12卷本，有下列各种：

（1）元后至元六年庚辰古林书堂刊本。

（2）明成化间熊宗立刊本。

（3）明嘉靖间赵府居敬堂刊本。

（4）明吴勉学刊医统正脉本。

（5）清四库全书本。

（6）清咸丰二年守山阁刊本。

（7）清光绪二十三年刊古今图书集成本（十六卷）。

（8）浙江书局刊二十二子本。

（9）民国十二年北平镜古堂文华堂刊本。

（10）商务印书馆四部丛刊本。

（11）中华书局四部备要本。

（12）大东书局医学大成本。

上述《灵枢》版本，推荐两个版本：一是明嘉靖间赵府居敬堂刊本，一是明吴勉学刊医统正脉本。

第十章 中医古籍校勘

一、校勘源流及演变

校勘，古代又称校雠或雠校。刘向《别录》曰："一人读书，校其上下，得谬误，为校；一人持本，一人读书，若怨家相对，为雠。"校勘之名后于校雠。校是校对，勘是核定。校雠与校勘，二者既有联系，又有区别。一方面，必须了解校雠是校勘的同义语，另一方面，又必须看到这两个词的实际含义已发生变化，在今天为两种不同的学术科目名称。校雠包括校勘、版本、目录学等，义同今天的文献学。清代以后的校勘，主要指对古文献文字方面的校勘。校勘作为专有名词，在校勘学中有特定的内涵。校勘是广泛搜集各类相关的本子，广泛取证各种相关资料，对同一古籍进行比较对照，校出篇章文字异同，审定其是非，力求准确地恢复古籍原貌的一种学术性工作。

校勘书籍，在我国起源甚早，而且历代列朝都很重视，具有悠久的历史和优良的传统。我国历史上由政府组织大规模校理书籍始于汉成帝河平三年（前26），由刘向总领其事。

对于中医古籍的校订，亦始于此时。早在刘向总司校理群书之时，侍医李柱国便负责校订方技类即医学书籍，这也是我国历史上对医药典籍最早的一次系统校理。其中凡医经、经方、房中、神仙类 36 家共 868 卷（今人统计实为 842 卷），只是除了少数几种保存下来外，其余均已亡佚。另在《诸子略》中收有《黄帝泰素》20 篇，一般认为这就是现今传下来的《黄帝内经太素》的祖本。其后，晋代王叔和整理编次《伤寒杂病论》、隋唐全元起注《素问》、杨上善编注《太素》，都包含大量精审的校勘工作在内。

唐代王冰整理编校《补注黄帝内经素问》时，曾在自序中云："其中简脱文断，义不相接者，搜求经论所有，迁移以补其处；篇目坠缺，指事不明者，量其意趣，加字以昭其义；篇论吞并，义不相涉，阙漏名目者，区分事类，别目以冠篇首；君臣请问，礼仪乖失者，考校尊卑，增益以光其意；错简碎文，前后重叠者，详其指趣，削去繁杂，以存其要。"而且，"凡所加字，皆朱书其文，使今古必分，字不杂糅"。由此可见，王冰对《素问》进行了全面、精密的校订，堪称医籍校勘典范。

宋代对医籍的校勘尤为重视。宋仁宗嘉祐二年（1057），开设崇文院校理群书，还专门设置校正医书局于编修院，以苏颂、陈检等为校正医书官。至宋神宗熙宁二年（1069），共校正刻印《嘉祐本草》（即《补注神农本草》）和《图经本草》《伤寒论》《千金翼方》《外台秘要》《脉经》《甲乙经》《重广补注黄帝内经素问》等十多部唐以前重要古典医籍。其中，仅《素问》一书，即"搜访中外，裒集众本"，"而又采汉唐书录古医经之存于世者，得数十家，叙而考正焉。……正缪误者六千余字，增注义者二千余条"。而且，"一言去取，必有稽考"，说明其态度之严肃认真。

金元时期，成无己撰《注解伤寒论》，滑伯仁著《难经本义》等，对《伤寒论》和《难经》做了进一步的整理和校订，并对其他医籍也进行了一定的校刊。如元代胡氏古林书堂校刊的《补注释文黄帝内经素问》十二卷本和《灵枢经》十二卷本，至今仍为此二书较好的版本。

明代比较重要的校勘本医籍有明藩赵康王朱厚煜校刊的《补注释文黄帝内经素问》十二卷、《黄帝内经素问遗篇》一卷、《黄帝内经灵枢》十二卷和《王氏脉经》十卷，即有名的赵府居敬堂本。医家熊宗立校勘的《素问》《灵枢》《素问遗篇》《注解寒论》《太平惠民和剂局方》等，薛己父子校勘的《本草发挥》《明医杂著》《伤寒钤法》《原机启微》《痈疽神秘验方》等；王肯堂校勘的《千金翼方》《秘传证治要诀》《医学六要》《经络法》《四诊法》《婴童百问》等。私人校刻本如著名刻书家吴勉学校刻的《古今医统正脉全书》《河间医学六书》等，流传至今，均为质量较好的校本。

清代校书之风盛行，这一时期的医籍校勘，在数量上和质量上都达到了新的高峰。如编修《四库全书》时的集中校理，校订编次乾隆前"医家类"书籍 97 种 1700 多卷，又存目 94 种 682 卷，另附兽医书 6 种 25 卷。能集中校订这样一批比较重要的医籍文献，可算是空前的规模了。特别是其中还包括 20 种辑佚医书，更是一大成就。

这一时期，一些经学家、校勘学家和藏书家、刻书家对医学书籍进行了研究校订，进一步提高了医籍校勘的质量。如孙星衍校刻的《千金宝要》，陆心源《群书校补》和《十万卷楼丛书》中的多种医书，均系据宋、元善本校勘的精本。由于这些人或有目录学、版本学、训诂学、声韵学、文字学等方面的精深造诣，或拥有大量藏书与珍贵版本，而且多亲手精心校勘而后付诸刊行，故他们校刻的医书多为精校精刻本。还有一些学者，在校勘、训诂的基础上写出了校释研究的专著，对中医古籍的校释整理具有相当的参考价值。

二、校勘的内容

古书辗转流传，特别是在手写时代，其缺谬、脱落或衍文增句等问题日积月累，甚为严重，"书经三写，乌焉成马"，鲁鱼亥豕，自然难免。《冷庐医话》中引《南沙文集》记述了一件典型事例，明代名医戴元礼至南京，见一医家医术甚高，亲往观之。偶见其送病人出门时，特别嘱咐："临煎加锡一块。"元礼大惊，上前询问，医家取书为证。原来古方乃"餳"，书上误印为锡。"餳"即糯米所煎糖。如果真加锡煎药，服后岂不致人亡命？

中医古籍中常见的校勘内容如下。

（一）讹文误字

（1）音同而误。如《素问·上古天真论》"以欲竭其精，以耗散其真"句中的"耗"字，据林亿新校正引《甲乙经》应为"好"，系嗜欲之义。

（2）形似而误。如《素问·阴阳应象大论》："是以圣人为无为之事，乐恬憺之能，从欲快志于虚无之守。"据胡澍《素问校义》考订，"守字义不相属，守当为宇。……宇与守形相似，因误而为守"。

（3）二字误为一字。古书直写，由于传抄之误，将上下二字合为一字。如《淮南子·人间训》"（孙叔敖）病疽将死"，其中"病""将"二字皆属衍文，其原文是"疒且死"。

（4）一字误作二字。如《国语·晋语》："以相一人，必得晋国。"据《古书疑义举例》考订，"一人"系"夫"字之误。

古书多通假，虽用字不同而意义无异。如"按"通"案"，"薄"通"搏"等，不属于误字，需细心辨认。

（二）脱文（夺文、脱字）

《灵枢·终始》"春气在毛，夏气在皮肤"，据《甲乙经》校订，"在毛"应为"在毫毛"，脱毫字。

（三）衍文（羡文、剩文）

（1）一般误衍。如《素问·上古天真论》："行不欲离于世，被服章，举不欲观于俗，外不劳形于事，内无思想之患。"新校正云："详'被服章'三字疑衍，此三字上下文不属。"

（2）涉上下而衍。由于受到上下文影响而形成的误衍。如《素问·腹中论》："有病胸胁支满者，妨于食，病至则先闻腥臊臭，出清液，先唾血，四支清，目眩，时时前后血。"据于鬯《香草续校书·内经素问》曰："此先字（'先唾血'之'先'）当因上文先字而衍。"

（3）注文误入正文而衍。如《素问·奇病论》引《刺法》曰："无损不足，益有余，以成其疹（王冰注：疹，谓久病也。），然后调之。"新校正云："按全元起注云：所谓不治者（指上文岐伯曰：'无治也，当十月复。'），其身九月而喑，身重不得为治，须十月满，生后复如常也，然后调之。""然后调之"四字本全元起注文，误书于此，当删去。据《甲乙经》及《太素》，亦无此四字。

（4）旁记之字误入正文。如《素问·生气通天论》："其气九州、九窍、五脏、十二节，皆通乎天气。"《内经辨言》谓："九窍二字实为衍文，九州即九窍也……不必更言九窍。"当为后人旁注而误入正文。

（四）倒文（颠倒）

文字字句颠倒，如《素问·调经论》："夫心藏神，肺藏气，肝藏血，脾藏肉，肾藏志，而此成形。"其中"成形"为"形成"颠倒。

（五）残阙（坏文）

简册或卷册因虫蛀或朽烂而致字体缺损不全者，称"阙文""烂简""坏文"等。如"赵"为"肖"，"齐"为"立"等。如《素问·至真要大论》"咳不止而白血出者死"句，李今庸等人认为"而"字系隶书"面"字之坏文。又如《素问·经脉别论篇》："太阳脏搏，言伏鼓也。二阴搏至，肾沉不浮也。"新校正云："详前脱二阴，此无一阴，阙文可知。"这也可能是脱简造成的。

（六）错简、脱简

简册次序前后错乱，由此造成文字的错乱和文义的混淆，称"错简"；简册脱落散失，造成文义不连贯称"脱简"。这在中医古籍中较为常见。如《素问·腹中论》："帝曰：'人有身体髀股胻皆肿，环脐而痛，是为何病？'岐伯曰：'病名伏梁'。"王冰注曰："此二十六字错简在《奇病论》中。"是王冰将此二十六字从《奇病论》移于此处的。

（七）误文、误改

误文是刻写人不懂书中文句而弄错之文，如《素问·太阴阳明》："身热不时卧，上为喘呼。"参见《素问》其他多篇皆有"身热不得卧"，可知"不时卧"应为"不得卧"之误文。

误改就是根据自己的主观臆测而擅改。如《素问·阴阳应象大论》："天地者，万物之上下也；阴阳者，血气之男女也；左右者，阴阳之道路也，水火者，阴阳之征兆也，阴阳者，万物之能始也。"胡澍考订曰："阴阳之征兆也，本作阴阳之兆征也。上三句下、女、路为韵，下二句征、始为韵，'征'读为宫商角徵羽之徵。"今作征兆者，实后人臆改而不知其与韵不合也。凡古书之倒文、协韵者，多经后人擅改而失其读。

三、校勘方法和要求

校勘的具体方法很多，但概括起来无外乎两种，即"死校"和"活校"。死校者，即据此本以校他本，只勘同录异，不改动底本；活校者是以群书勘比，择善而从，改误字、删衍文、补脱漏，并注明之。若以求证的方法而言，有"内证法"和"外证法"，内证求诸底本前后或原著者前后著作的同异，外证则求诸他本或其他系统著作之同异。著名史学家陈垣在《元典章校补释例》一书中总结出"校法四例"，即对校法、本校法、他校法、理校法，通称"四校"。

（一）对校法

以选定的底本与异本对读，遇不同之处则随录于旁，虽底本或异本显然有误，只要是相异之处，即照式录之。主旨是校异同而不校是非。其利是不参己见，可知底本与异本的"本来面目"；缺点是正误并存，令人难舍难定。

（二）本校法

以底本前后互证，比较异同，而断其讹误衍阙，包括以纲校目、以目校书、以书校表、以正集校新集等。校己本之是非而不校他本之异同，其利在于可以子之矛，攻子之盾，贯通全书，是非易明。本校法是"四校"的基础，可依但不可尽据。

（三）他校法

以他书校订底本，凡其书之言有采自前人者，可用前人之书校之；其书之言有为后人引用者，可用后人之书校之；其书之言有同时之书并载者，可用同时之书校之。他校法的主旨是既校异同又校是非。其利是用他山之石攻之，旁证确凿而讹误较少；缺点是费时费力，必须细心认真。

（四）理校法

理校法又称推理校勘法。底本有疑误又无据可校者，或数本互异而众说难从者，运用文理（包括文字、音韵、训诂、古汉语知识等）与医理判定其是非而决定取舍。理校法的主旨是衡之以理，校订是非。其利是可析千古之疑，订古今之讹。缺点是要有把握才改，不可自以为是，不误反误，贻患后学。此法为"四校"中的灵魂，最高妙也最危险，不可轻率试之。

"校语"直接影响训释，而前人又往往在训释中夹以校语，成为一种暗示性或谓不定格式的校勘。对这种似是而非的校语，绝不能置之不理，而应运用理校法予以匡正。如《金匮要略·腹满寒疝宿食病脉证治第十》："病者痿黄，燥而不渴，胸中寒实而利不止者死。"由陈修园浅注、唐容川补正的《金匮要略浅注补正》，以夹注的方式将原文串释如下（括号内为夹注）："病者（面色）痿黄，（若燥而渴者，热实也。今）燥而不渴，（腹满连及）胸中（均作）寒实。（实证当不下利，若下利则是虚寒之极，反有实象）而（且下）利不止者，（是虚寒胃气脱脱也。必）死。"这样就将校、注、释与原文贯通一气，融为一体，令人不能不惊叹这种夹注串词之高妙。但原文"胸中"二字，在《脉经·平呕吐哕下利脉证》作"胃中"。究竟是"胸中"还是"胃中"，夹注串词虽未置可否，但其加"腹满连及"四字与"胸中"连成一气，实际上就是一种暗示性的、不定格式的校语，即认为当作"腹中"。这也影响到后世的训释。如徐镕注为"虚寒腹满"，连陆渊雷也不得不曲全其说，甚至影响现代教材、注本。有的对此兼容并蓄，有的含糊其词，有的干脆删去此条。若以理校之，原文应为"胸中"而非"胃中"，更非"腹中"。因为《金匮要略》原是张仲景所著，是《伤寒杂病论》的一部分，参校《伤寒论》，即知仲景所言"胸"者皆概指"胸腹"。"胸中寒实"即《伤寒论》第141条所言"寒实结胸"。大凡结胸之证，多属水热互结，只有寒实结胸，方为"无热证"。本条不躁不烦，当为阴证；不渴，亦为阴证，即为"无热证"。而结胸证，发病"正在心下"，并"从心下至少腹"，故此条发病部位，既非"胃中"，也非"腹中"，又非脏寒生满病之"腹满连及"胸中，而是仲景之书所言的"胸中"（包括胸腹），是确凿无误的"寒实结胸"。①

由此可见，对校、他校、本校能为理校提供辨讹指瑕的材料，理校能为对校、他校、本校所存疑讹辨明泾渭。所以，可以认为对校、他校、本校是理校的基础和依据；理校是对校、他校、本校的向导和标尺。这正体现了理校在中医古籍校勘中的地位。

---

① 参见孙光荣编著《中医古籍整理入门》，中医古籍整理河南湖北湖南协作片印，1984年；欧阳锜《杂病原旨》，人民卫生出版社，1987年。

第十一章　中医古籍训诂

一、训诂的内涵

学习中医古籍文献时，会遇到许多语言文字理解上的困难，需要依靠查阅工具书来扫除障碍。在某些情况下，有些解释会互相矛盾，众说纷纭，莫衷一是。这就需要具备一定的训诂学知识，具备一定的判断力，才能择善而从之。

训诂学是我国传统语言学的一个组成部分。古代把语言学称作"文字、训诂、音韵之学"，亦称"小学"，清代又名"朴学"。文字学是研究文字的产生、演变和书写形式的，包括字形结构与字义之间的关系等内容，是研究语言学的基础。音韵是语言的物质外壳，凡古今语言、方言俗语的变化，文字的通用假借，语词的分化，特别是语音的分类等，都涉及语音。训诂学则主要研究语义，包括语义的分析、组合，语义的体系，以及解释语义的方法等内容，它对研究古代汉语有十分重要的意义。文字、音韵、训诂三者不是孤立的，而是彼此联系、相互贯通的。训诂学虽是专门研究语义的一门学科，但研究语义绝不能脱离文字与音韵。

因此，训诂学必须与文字学、音韵学有机地结合起来。"诂者，古也。古今异言，通之使人知也。训者，道也。道物之貌以告人也。""诂训者，通古今之异辞，辨物之形貌，则解释之义尽归于此。"（唐代孔颖达疏《毛诗·周南·关雎诂训传》）

当代学者陆宗达在《训诂简论·什么是训诂》中指出，训诂有两个不同的含义："一个是包含在古代注释和训诂专书中的文献语言学的总称。""另一个则是与文字学、音韵学互相并列的以研究语义为主要内容的传统语言文字学的一个独立的门类。"这符合训诂学早已发展成为一门独立学科的客观实际。从早期的情况来看，训诂已包括注释在内；而从其以后的发展与现在的概念来看，注释的内容及其所涉及和运用的知识，已不只限于训诂这一个方面（还包括文字学、音韵学等知识的运用）。训诂作为古籍注释的主要方法和手段包含在注释之中。从中医文献注释的实际情况和特点来看，其包含与融合了训诂和注释两个方面的内容，因此有人称之为"训释"。

二、注释与训诂的关系

训诂与注释各有其侧重，但在实际运用中又密不可分，不能互相取代，必须相互结合，相互为用。训诂是注释的手段与基础，注释是在训诂的基础上再结合其他知识的具体运用。就中医文献而言，训诂是方法，是手法，是工具；释明医理，阐扬医义才是目的。要达到这一目的，单凭训诂是有困难的，必须结合注释及专业知识的运用才能完成。训诂必须以古代训诂专书为主要依据，偏重于注解字词的音义与出处，并分析其句读（音 dòu）、修辞等，而注释则以学科的基本理论为主要依据，偏重于阐释费解的义理和判定众说是非，注释与训诂均属于训诂范畴。训与释二者相辅相成，相得益彰，训诂明则医理明，训诂误则医理谬。实际应用时，既可用训诂矫正医理解释之误，也可用注释纠正训诂之失。如《注解伤寒论·辨太阳病脉证并治上》："啬啬恶寒，淅淅恶风，翕翕发热，鼻鸣干呕者，桂枝汤主之。"成无己注曰："啬啬者，不足也，恶寒之貌也。淅淅者，洒淅也，恶风之貌也。卫虚则恶风，荣虚则恶寒，荣弱卫强，恶寒复恶风者，以自汗出，则皮肤缓，腠理疏，是亦恶风也。翕翕者，熇熇然而热也，若合羽所覆，言热在表也。鼻鸣干呕者，风拥而气逆也。与桂枝汤，和荣卫而散风邪也。"

《伤寒论》此条原文中啬啬、淅淅和翕翕几个词，都是讲太阳中风证恶风、发热症候表现的。成注首先训解了这几个词的含义，又进一步阐明这些症候表现都是荣卫不和的外在反映，最后归结到治疗，则以桂枝汤调和营卫，解散风邪。由于训诂明确，医理的阐释也就形象生动、明达透彻。另外，也可明显看出，如果仅有文字词语的训解，而没有医理的注释阐明，是不可能点出荣卫不和这个病机变化的。

又如《素问·通评虚实论》："乳子而病热，脉悬小者何如？……乳子中风热，喘鸣肩息者，脉何如？"

对"乳子"一词，王冰未释。张景岳《类经》卷十五第四十七"乳子病热死生"下注："乳子，婴儿也。""此言小儿之外感也。"张隐庵《素问集注》曰："男子八岁，女子七岁，肾气始实。乳子天癸未至，肾气未盛，故帝复有此问。"也是以"婴儿"

释"乳子"。而丹波元坚《素问绍识》云："《脉经》曰：'诊妇人新生乳子，因得热病，其脉悬小，四肢温者生，寒清者死。'又《说文》：'人及鸟生子曰乳，兽曰产。'……又《张氏医通》曰：'乳子，言产后以乳哺子时，非婴儿也。'此说亦是。"按：丹波元坚所释，与《脉经》及《医通》之说合于训诂，较符合文义。张景岳和张隐庵显属误训以致误释。

由此可见，对于已有注解的医籍，如能掌握训释知识和方法，也可以发现其谬误，做出正确的判断。

三、训诂的内容

（一）解释字词

1. 互训

用意义相同或相近的两个或两个以上的词互相进行解释叫作互训。如《素问·生气通天论》："湿热不攘，大筋緛短，小筋弛长。"王冰注："攘，除也；緛，缩也；弛，引也。"这里用来互训的词很确切，既适合这句话的语言环境，又有相对的稳定性。又如成无己《注解伤寒论·辨脉法》云："累累如循长竿者，名曰阴结也。"注："累累如循长竿者，连连而强直也。""连连"与"累累"互训，词性相同（均为副词），意义相近，用得比较贴切。

2. 推原

根据字词的读音线索来推求字词的特点，或找出它的原始意义叫作推原。推原离不开"声训"，与音韵学关系密切，对弄清词的本义和通假现象帮助很大。《素问·生气通天论》："溃溃乎若坏都。"王冰未做解释，清人于鬯在《香草续校书》中做了详细考证。认为此处的"都"与"陼"相通，字形只有左右耳不同，声音相同。而"陼"与"渚"通，均训为水中高地，所以，"都"就是"渚"的同音假借字。只有"渚"坏了，才会出现下文所说的水流汩汩不可止的趋势。高世栻在《内经素问直解》中云："若国都之败坏也。"实属望文生义，概因不懂音韵训诂。

3. **义界**

根据字词本义确定概念界限，使之不产生歧义，又称"标明义界"。《素问·刺要论》："胕酸，体解㑊然不去矣。"王冰注："解㑊，谓强不强、弱不弱、热不热、寒不寒，解解㑊㑊然，不可名之也。"不少读者看了王注后仍感莫名其妙。清人于鬯在《香草续校书》中则明确指出："解㑊即解惰之义。"清代医家陆九芝在其所撰《世补斋医书》中说："《内经》言解㑊者五，解音懈，㑊音亦，皆倦怠病也。"于、陆二氏的解释比较明确，"解㑊"就是懈怠好逸、懒散无力之意，本身就是一种病态。王冰解释不清，模模糊糊，正是义界不清。

（二）解释语法

说明语法现象，正是训诂学的内容之一。《周礼·医师章》有："凡邦之有疾病者，疕疡者造焉，则使医分而治之。"唐代贾公彦疏："云造焉者，此二者皆来造医师也。"这里解释了虚词"焉"的用法，指出它是代词，代替的是医师。又如《素问·脉要精微论》："诸痛肿筋挛骨痛，此皆安生？"王注："安，何也，言何以生之。"表明"安"在这里作疑问代词"何"解。

解释词性的变化也很重要，如实词变成了虚词，注释者必须指出。如《素问·生气通天论》："高梁之变，足生大丁。"足在这里是虚词，当解为"足以"而不是"脚"。王冰却误注为："所以丁生于足者，四支为诸阳之本也。"宋代林亿等人发现这个错误，便在新校正里做了纠正："按：丁生之处，不常于足，盖谓膏梁之变，饶生大丁，非偏著足也。"林氏把"足"释为"饶"，作"多"字解，即"多生大疔"之意，这与原文之意更加相符。顺便指出，这句中"高梁"的"高"系"膏"的通假字。

（三）分析句读

我国古籍没有标点符号，故而造成今人在阅读时十分不便。因此，分析句读便成为训诂的重要内容之一。《素问·玉版论要》："脉短气绝死，病温虚甚死。"王冰注："脉短已虚，加之渐绝，其气将竭，故必死。""甚虚而病温，温气内涸其精血，故死。"张景岳注："脉短气绝者，中虚阳脱也，故死；病温邪有余，虚甚正不足，正不胜邪，故死。"他们二人不仅解释了文意，而且分析了句读。

但也有一些错误断句的情况，使人无法理解句子的意思，甚至产生歧义。如 1957 年出版的《医方集解》中《大承气汤》一节是这样断句的："陶节庵曰。去实热。用大黄。无枳实。不通温经。用附子。无干姜。不热发表。用麻黄。无葱白。不发吐痰。用瓜蒂。无淡豉。不涌。"这段文字被断得支离破碎，互不连贯，有的令人无法理解。如"不通温经""不热发表""不发吐痰"等。更严重的是，把去实热需要的枳实，温经需要的干姜，发表需要的葱白，祛痰需要的淡豉，都说成"无"，这就完全违背了药方的本意，也不符合药物配伍原则。若果真依此来给病人服用，势必贻误病人，造成不良后果！其实，这段文字正是要强调枳实、干姜、葱白、淡豉的作用。正确的断句应是："陶节庵曰：去实热用大黄，无枳实不通；温经用附子，无干姜不热；发表用麻黄，无葱白不发；吐痰用瓜蒂，无淡豉不涌。"①

（四）说明修辞手段

训诂还要说明语言表达方式，即修辞手段。这种解释，用词不多，但能起到画龙点睛的作用，如《素问·宝命全形论》："深浅在志，远近若一，如临深渊，手如握虎，神无营于众物。"王冰注："言精心专一也。"指出这段话是用比喻手法，表明扎针时注意力要高度集中，既像站在深渊的边上，又像双手按住一只老虎，应时刻小心翼翼，丝毫不疏忽。

（五）说明中心思想

汉代学者解释经书，往往在解释词义之后，再串讲全句大意，说明中心思想。这种方法称之为"章句"。医书的注解也常先释词，再述大意。如《素问·阴阳应象大论》："按尺寸，观浮、沉、滑、涩而知病所生以治。"王冰注："浮沉滑涩皆脉象也。浮脉者，浮于手下也；沉脉者，按之乃得也；滑脉者，往来易；涩脉者，往来难。故审尺寸，观浮沉，而知病之所生以治之

① 参见叶岗《中医古籍阅读谈·略谈断句》，广东科技出版社，1980年，156～157页。

也。"在分别解释脉象之后，扼要地总结全句大意。也有的在串讲之外，还明确点出中心思想。如《素问·四气调神大论》："恶气不发，风雨不节，白露不下，则菀槁不荣。"王冰注："恶谓害气也，发谓散发也，节谓节度也，菀谓蕴积也，槁谓枯槁也。言害气伏藏而不散发，风雨无度，折伤复多，槁木蕴积，春不荣也。岂惟其物独遇是而有之哉，人离于道亦有之矣。"这段注文便使用了训诂中比较典型的章句表述方法。

四、训诂的运用

（一）通过分析字形掌握词义

汉字的形体结构与词义的关系十分紧密，许慎的《说文解字》对此有系统深入的研究，是我们分析汉字结构的重要依据，也是掌握字词本义的一把钥匙。例如，《伤寒论·太阳病篇》："太阳病，颈背强几几，无汗恶风，葛根汤主之。"这里的"几"字，人们常误读为"几何"的"几"，就是因为不懂"几"的本义。查《说文解字》卷三下："几，鸟之短羽飞几几也，象形，凡几之属皆从几，读若殊。"根据许氏分析，"几"是羽毛很短的鸟，想飞飞不动。此处是用比喻手法，说明人受风寒之邪侵袭后，脖子僵硬，不能随意转动，有如几鸟之难飞。

（二）根据古音分析语义

古人著书，并非处处用字词的本义，有很多"声通"和"音借"现象，必须弄清楚。如不从音训入手探索通假现象，许多问题就会陷入死胡同，始终难以解释。中医古籍注释中，大量使用

"同音相代"的方法。如《素问·生气通天论》："精神乃央。"王冰注："央,久也。"即精神长久。其实王氏不懂声韵,此处的"央",按本义释为长久,与原文的精神大相径庭。林亿等人发现王氏的错误,在新校正里指出:"按:此论味过所伤,难作精神长久之解,央乃殃也,古文通用,如膏粱之作高粱。""盖古文简略,字多假借用者也。"又如《素问·汤液醪醴论》中的"疏涤五藏","疏"字应为"漱",同样属假借字的应用。

（三）注意古今词义变化

古今词义多有变化,训诂中必须注意。如《素问·五藏生成》在讨论望诊时,多处谈到赤、朱、红等颜色,如"赤如衃血者死","生于心,如以缟裹朱;生于肺,如以缟裹红"。赤、朱、红在今天都被认为是红色,并无多大区别。但在古代则区别较大。郑玄注《易经》说"朱深于赤",而"赤"比红深。古代的红专指粉红和桃红,绝不能包括深红和大红。所以,"朱门酒肉臭",不能认为是"红门酒肉臭"。今天的红包括了一切深浅红色,是其词义范围扩大了。因此,读《内经》时要注意,里面的"红"指的是浅红色。

第十二章　中医古籍辑佚

一、辑佚的重要性

对于已散佚失传的古籍，通过其他书籍所引用原书的内容，重新搜集整理，尽可能恢复其原始面貌，这就是整理古籍工作中的重要一环——辑佚。汉代刘歆《七略》中收书 38 种 603 家 13219 卷，过了不到 500 年，到梁代阮孝绪编《七录》时，只剩下 31 家。《汉书·艺文志》收书 38 种 596 家 13369 卷，只留存 44 家。[①] 同样，中医古籍的散佚也是惊人的。《汉书·艺文志》所载医学书目近 900 卷，现在只存有《黄帝内经》18 卷，还是残阙改编本。《隋志》中所载医书 256 部 4510 卷，现存的也只有《黄帝素问》9 卷、《黄帝甲乙经》10 卷、《黄帝针经》9 卷、《神农本草经》3 卷、《脉经》10 卷、《张仲景方》10 卷、《肘后方》6 卷等，绝大部分（88％）已亡佚。搜集整理这些宝贵的文献资料，是我们义不容辞的重要任务。

---

① 参见阮孝绪《古今书最》，严可均编《全上古三代秦汉三国六朝文》，中华书局，1958 年，第 6692～6693 页。

二、古籍亡佚的原因

据《隋书·牛弘传》记载，古代书籍经过五次大的灾厄，称"五厄"。明代胡元瑞则补充论述为"十厄"。

"五厄"是秦始皇焚书；汉末王莽之乱；东汉末年献帝移都，董卓之乱；西晋"八王之乱"，2万9千余卷藏书尽毁；南北朝梁元帝江陵焚书，7万多卷典籍毁于一旦。

胡元瑞补充增加的"五厄"是隋朝杨广之乱，唐朝"安史之乱"；唐末战乱；北宋"靖康之灾"；南宋遭蒙古骑兵"绍定之祸"。

明清以后，古典文献散佚也很惊人。清政府在收编《四库全书》过程中，进行全国大清查，朝廷下令禁毁书籍24次，据孙殿起考证，共禁毁书籍三千余种，六七万部以上，造成的浩劫空前，远胜于动乱。统治阶级的禁毁，是古代典籍散佚损毁的重要原因之一。秦始皇焚书，虽明令"所不去者，医药、卜筮、种树之书"，但实际上大量医籍也未能幸免。明清以后，屡兴文字狱，多次下令禁毁有价值的典籍文献。一面编纂《四库全书》，同时又禁毁了大量书籍，且数量惊人，为历史之罕见。

保管不善，水、火、虫蛀等，也可造成古籍的严重损失。历史上有名的几次火灾，如北宋大中祥符八年（1015）大火，致使三馆秘阁藏书尽毁；明英宗正统十四年（1449），南京文渊阁火灾，导致其藏书悉为灰烬；清嘉庆二年（1797）乾清宫大火，导致《永乐大典》正本被焚和大量民间藏书被毁，造成了无法弥补的损失。

三、辑佚的成就

我国从宋代就开始了古籍的辑佚工作。《相鹤经》是早期辑佚的第一本。

清代编纂《四库全书》时，从《永乐大典》中辑出众多中医佚书。如《颅囟经》《博济方》《苏沈良方》《脚气治法总要》《旅舍备要方》《伤寒微旨》《全生指迷方》《卫生十全方》《卫济宝书》《太医局程文》《产育宝庆方》《集验背疽方》《济生方》《产宝诸方》《急救仙方》《瑞竹堂经验方》等。据范行准统计，从《永乐大典》中共辑出医书62种。

受编纂《四库全书》的影响，清代开展了较大规模搜求佚书的工作。其中卓有成效的是光绪年间杨守敬等在日本搜集中国古籍。据唐代日本学者藤原佐世编撰的《日本国见在书目》记载，日本有汉籍1579部16790卷，相当于唐代藏书书目的二分之一，卷数的三分之一。日本注重保存文化典籍，"守而不失，真本永传"，这为杨守敬寻求中国亡佚的古书提供了有利条件。他广搜博访，尽力购之，不到一年就收辑3万余卷，专门写了《日本访书志》16卷，其中提到佚书235部，近2万卷。佚书中有罕见的旧抄卷子本、宋椠本及稀世秘籍。在杨氏等搜购的大量中国典籍中，有诸如《黄帝内经太素》《新修本草》《黄帝明堂》《太平圣惠方》等重要医籍，为中医古籍辑佚工作做出了重大贡献。

中华人民共和国成立后，医书的辑佚工作取得了较大成就。如尚志钧辑有《名医别录》《神农本草经集注》《雷公炮炙论》《新修本草》《补辑肘后备急方》《本草图经》等多种本草著作。

高文柱、汤万春等分别辑有《小品方》，萧源等人辑有《永乐大典医药集》，谢海洲等人辑有《食疗本草》，黄龙祥辑有《黄帝明堂经》等。

第十三章　中医古籍目录

一、目录的起源与发展

"目"即篇目，"录"即叙录，"目录"二字始于西汉，汉成帝命刘向将所征集之图书整理、校刊、编目，《汉书·艺文志》记载"每一书已，向辄条其篇目，撮其指意，录而奏之"，后来以此撰成《别录》20卷。《汉书·叙传》曰："刘向司籍，九流以别。爰著目录，略序洪烈。"这就是"目录"的源起。古人所称目录，兼指"目"与"叙"，直到晋代以后才出现只记书名而无叙录的"目录"，并分用"目"和"录"单独作为书名。由于刘歆在《别录》基础上删繁节要，撰写了我国第一部图书分类目录专书《七略》，于是"略"也成了目录的代称。后来又发展出多种代称，如"志""簿""书目""考""记""提要""书录""序录"等。如班固《汉书·艺文志》、荀勖《晋中经簿》、余鸿业《医林书目》、丹波元胤《医籍考》、冈西为人《宋以前医籍考》、钱曾《读书敏求记》、纪昀等《四库全书总目提要》、陆德明《经典释文序录》等。

中医古籍目录起于何时尚无定论。据范行准说："宋绍兴年间之《秘书省四库阙书目》已载《医经目录》《大宋本草目》二书，似十二世纪以前已有专目行世。"① 姚名达在《中国目录学史》中说："《千顷堂书目》又载有李嵩渚《医书目》四卷，注云李濂撰。濂为正德、嘉靖间人，熟于掌故，又撰有《医史》，似其书目必有可观，惜亦未见。"现存最早的中医目录专著是明末殷仲春（方叔）所编《医藏目录》（又名《医藏书目》）。在此以前，中医古籍目录没有独立体系，皆为各种综合目录书或史志书目中的一部分。如西汉刘向父子编的《别录》和《七略》中，即列有"方技略"，将医书又分为医经、经方、房中、神仙四类，主要纂录一些有关迷信和掺杂医药内容的书籍。魏晋南北朝时，《晋中新簿》将医书归于乙部数术类。至隋唐时期，《隋书·经籍志》亦将医书列入子部医方类。宋元时期，目录学有了新的发展，医学书目被列入"艺文略"，在《遂初堂书目》等私家藏书目录和宋代官修书目中，如宋《国史艺文志》和《文献通考·经籍考》，都列有医学书目。明清时期，也将医书列入子部医家类。

二、目录的作用

我国古籍数量浩如烟海，据《中国丛书综录》子目统计，共有 38891 种，没有收入的在一万种以上。现存中医古籍在万余种以上，有的是一部一卷，有的是一部数十卷以至上千卷。对于如此浩繁的医学文献，必须进行科学化分类处理。清代王鸣盛在

① 范行准《〈医藏书目〉跋》，殷仲春《医藏书目》，群联出版社，1955 年。

《十七史商榷》中强调："凡读书，最切要者目录之学。目录明，方可读书；不明，终是乱读。""目录之学，学中第一紧要事，必从此问途，方能得其门而入。"

目录的作用是，指引读书治学门径，充当向导；考辨学术源流；考察选择版本，决定取舍；考证存佚，鉴别真伪。通过目录还可增广涉猎，扩大视野，广泛了解非医学著作中的医学史实和医药方面的资料，并可运用目录学大量地涉猎文、史、哲等方面的知识及其可取的研究方法。此外，还可通过目录学了解书目编制方法，学会编制各种参考文献目录，掌握引用文献资料的原则和方法。

从研究工作角度而言，掌握了目录学知识，就能在科研活动中节省大量时间和精力，延长科研活动的有效时间，提高科研效率。尤其是中医古籍整理研究人员，必须具备目录学知识，掌握目录学技巧。

三、目录的结构

一部完整的目录是由篇目、叙录、小序、版本和序跋等项组成的。目录结构是否完整、内容著录详略是否得当，将直接影响目录的学术价值和使用效果。

（一）篇目

姚名达在《目录学》中说："考一书之源流的叫做篇目。"即指书中各篇的篇目名称，或者是指经整理后的篇目次第和名称，如《内经·素问》八十一篇的篇目名称，实际上也就是一书的内部目录。古书多无篇名，书首亦无篇目；有的书将全书的篇目写在序传之中，而序传多置于书末，阅读古书时，常要等到阅读完全书才见到篇目。我们现在看到的古籍中的篇目，一般都是后人整理时加上的。

（二）叙录

叙录亦称书录、解题，相当于现代书籍的序言和提要。其内容包括作者简介、内容提要、学术思想及评价等。通过叙录便可了解作者和全书的梗概。叙录之体，起始于刘向《别录》。据《隋书·经籍志》所载，"每一书就，向辄撰为一录，论其指归，辨其讹谬"，后其将每书的书录汇集成一书为《别录》。叙录的撰写方法类似列传，但侧重学术思想和内容提要。刘纪泽在《目录学概论》中曾明确指出："盖叙录之体，即是书叙，而作叙之法，略如列传，但宜详学术而略事功，与史传用意微有不同，故曰目录学者，学术之史也。"

（三）小序

小序是指对书籍某一部类或某一学科的学术源流及其利弊得失所做的说明。例如，《汉书·艺文志》每类下都有小序，小序之体，仿照刘歆《七略》之"辑略"，而将"辑略"之文分载于各类之后，每一部类皆剖析源流，阐明要旨，以便观览。后来的目录书均仿此体例。

小序有诸多称法，王俭《七志》称小序为"条例"，许善心《七林》则称之为"类例"，魏徵《隋志》称小序。《四库全书总目提要》既有总序，又有小序，复有按语，是继《汉志》《隋志》

之后内容丰富、结构完整、很有价值的目录书。

（四）版本和序跋

据文献记载，在目录中收录记明书籍的各种版本，始于宋代尤袤（延之）的《遂初堂书目》；书目中收录序跋，则起于元代马端临的《文献通考·经籍考》。这种著录对于古籍研究工作大有裨益。

目录除上述基本著录内容外，还可写明著录卷数、存佚及残缺、出版时间、出版地点等项。但目录书中不一定都具备以上各项内容。

四、目录的类别

（一）按目录的旨趣划分

（1）究源性目录（目录家之目录）。这类目录往往有序而无解题，但笼古罩今，纲纪群籍，部次甲乙，穷源至委，竟其流别。如《汉书·艺文志》《隋书·经籍志》。

（2）辨伪性目录（藏书家之目录）。以鉴别旧椠、校雠异同为旨趣的目录。这类目录考证版本，辨其真伪。有的目录甚至专门著录某一时代的版本，如徐乾学《传是楼宋元本书目》只登记宋、元时期的书目版本。明末清初钱曾《读书敏求记》是我国第一部研究版本目录的专书。

（3）提要性目录（专门家之目录）。以提要钩玄、治学涉径为旨趣的目录，如晁公武《郡斋读书志》。这类书目一部之下有小序，小序之下有解题，注重提要，论其指归，辨其讹谬，述其撰旨。《四库全书总目提要》可归属于此类。

（4）专业性目录（专门家之目录）。以汇集专门部次条别为旨趣的书目，如殷仲春《医藏目录》、曹禾《医学读书志》等。其中又有汇总性专业目录，如《中国医学大成总目提要》；断代性专业目录，如冈西为人的《宋以前医籍考》。

（二）按目录的撰家划分

（1）官簿（官家之目录）。即由历代朝廷派员专修的目录，如《别录》和《七略》《四库全书总目提要》等。

（2）史志（史家之目录）。由历代史官撰修"正史"时所收的书目，即历代史书中的《艺文志》与《经籍志》，后世称为"史志目录"。

（3）私录（私家之目录）。由私人（藏书家或读书家、专门家）所撰的目录，如《郡斋读书志》《直斋书录解题》等。

（三）按目录的时代划分

前述两种类别均是以横断面来划分的，其优势在于明了各种类别目录的特色。但是，每个时代都会有究源性目录、辨伪性目录或提要性目录，也有官簿、史志或私录，而每个类别的目录中，也都有医籍目录。因此，如果要从源到流、从流到源地了解目录，还必须从纵向划分类别。这就是按朝代划分，将按横断面划分的各类别的目录统归于某一朝代之内。

（1）汉代目录学。如《别录》《七略》《汉书·艺文志》。

（2）魏晋南北朝目录学。如《魏中经簿》《晋中经簿》《晋元帝四部书目》《七志》《七录》。

（3）隋唐时期目录学。如《大隋众经目录》《隋书·经籍志》《群书四部录》《古今书录》《唐书·经籍志》。

（4）宋元时期目录学。如《新唐书·经籍志》《崇文总目》《汉艺文志考证》《郡斋读书志》《直斋书录解题》《通志·校雠略》《宋史·艺文志》《文献通考·经籍考》等。

（5）明清时期目录学。如《明史·艺文志》《百川书志》《读书敏求记》《四库全书总目提要》《四库未收书目提要》《补晋书艺文志》等，以及《二十五史补编》中的《艺文志》《校雠通义》《荛圃藏书题识》《荛圃藏书题识续录》《思适斋书跋》《皕宋楼藏书志》《善本书室藏书志》等。

第十四章　中医古籍书名著录

一、书名源流

书名是一本书的总称，又名大题、大名。书名的使用和形成，经历了漫长的发展过程。现存中医古籍，由于历史跨度较大，书名比较复杂多样。余嘉锡在《古书通例·古书书名之研究》中讲道："古书之命名，多后人所追题，不皆出于作者之手。"马王堆出土的古代医籍分别属于 14 种著作，除个别著作外，大多均未题书名，也没有序跋及作者姓名。这些医书经马王堆帛书小组研究，分别根据原书的主题或其中关键性文字拟定了书名，即《足臂十一脉灸经》、《阴阳十一脉灸经》（甲本）、《阴阳十一脉灸经》（乙本）、《脉法》、《阴阳脉死候》、《五十二病方》（附卷末佚文）、《养生方》、《杂疗方》、《胎产书》、《却谷食气》（以上 9 种为帛书），《导引图》（帛画），《十问》《合阴阳》《杂禁方》《天下至道谈》（以上 4 种均为简书）。①

---

① 参见马继兴《马王堆古医书考释》，湖南科学技术出版社，1992 年，第 1~2 页。

据余嘉锡《古书通例·古书书名之研究》，"古书多摘首句二字以题篇，书只一篇者，即以篇名为书名"。这种情况在中医古籍中大量存在。同时，在古医籍中也有很多是用书文之主题来命名的。如《引书》，即因书文全言导引之术，其大多条目首文（类似小标题）皆用"引"字，如"引肩痛""引瘨""引辟""引喉痹"等，因而取"引"字为书名，且书内别无篇名。

古医籍以篇名为书名的命名方式可追溯到先秦时期。一般说来，先秦时期书名多简单，汉以后书名逐渐复杂化，书名中包含多种义项，有以"医字命名"的，如宋代张杲辑《医说》、明代李濂撰《医史》等；以医学典故命名的，如明代黄承昊《折肱漫录》（折肱喻良医）、清代张启倬《杏林碎锦》等；以基础理论学科词语命名的，如《张仲景五脏论》（敦煌古医书）、李时珍《本草纲目》等；以科类命名的，如明代薛己《内科摘要》、明代张介宾《景岳全书》等；以室名、地名、封号命名的，如金窦杰《窦太师流注指要赋》，清代陆以湉《冷庐医话》、费伯雄等《孟河费氏医案》等；以编撰方式命名的，如明代周文采《医方选要》等。

二、书名著录

古代医籍书名著录的情况比较复杂，不像现代图书那样，书名都印在封面上，一目了然。要掌握古代医籍书名检索途径，必须了解古代书名知识和书的结构及组成，才能找出准确的书名。

（一）书名位置

古代标识书名的方法无统一规定，封面、序跋、目录、卷端、版心、书签、书根等处都能看到书名。

（1）封面。一般书名均刻印在封面上，古籍除封皮外，还有封面页（也叫内封面、封内大题），即封皮之后题有书名的一页。这种书名页有的是半页（一块书版的一半版面），有的是一整页（整块版面）。有的书名页内还题有著者、出版者、出版时间等。书名页后边加的一张空白纸，叫护页或扉页。

（2）序跋。序跋分自序、自跋和他序、他跋。无论是著者自己写的或是请别人写的序跋，一般都题有书名。如"重刻素问灵枢注证发微弁言"，"弁言"即序，其中"素问灵枢注证发微"即书名。

（3）目录。古代医籍一般都有目录，在目录之前也题有书名。如"黄帝内经素问注证发微篇目"。但古籍目录多无页码。

（4）卷端。古代医籍每卷正文前都有几行表示书名、著者、版刻情况的记载，称卷端。卷端的书名是作者最后定稿刻书时的书名。如"新刻食鉴本草卷上""新刻食鉴本草卷下"，下列编、校者姓名。一般卷端所列书名是比较准确的。

（5）版心。按照古代刻书习惯，版心（中缝）处也刻有书名。有的在鱼尾下，有的在象鼻处。由于版心位置小，容纳字数有限，故版心中的书名多用简称，有的仅刻二三字以示标识。

（6）书签。线装书的书名多数用白纸书写贴在封面的左上方，称书签。多卷本著作分函用书衣包装的，在书衣上也贴有书签。书签上的书名多请名人题写，重在展现名人的书法艺术，并不讲求准确反映书的内容，故经常出现书签和卷端书名不一致的情况。

（7）书根。书背的最下端叫书根。因线装书要平放在书架上，不能立放，故多数古籍在书根上题写有书名。书根书名除少数由版刻人在出版时一并印上外，多数是由藏书家为了便于阅读翻检而写上去的。由于书根的位置较小，不能写全名，故多用简化书名。古籍结构图如图 14－1 所示。

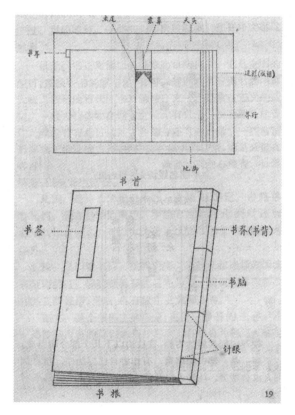

图 14－1　古籍结构图

另外，一些丛书、全书分函装订，在书根上注明册数时，有的是每本上都印有一、二、三等序号（图 14－2），有的是只标在初始册和最后一册上，而且创造了两个特别的符号：

（1）标示在第一册上，表示本书共多少册，如"卌"或

"屼"表示该丛（全）书的总册数为十或五（图 14－3）。

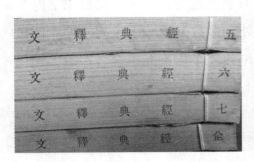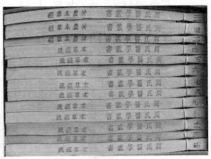

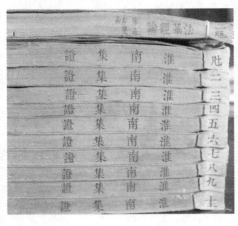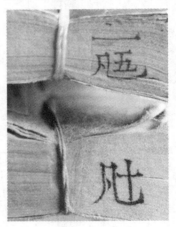

图 14－2   图 14－3

（2）标示在最后一册上，表示这是最后一本，到此为止，如"企""止"字上的数字要与第一册所标示的相符。

如在一书中多处出现书名不一致，通常以卷端书名为准。如马莳著《黄帝内经素问注证发微》（清嘉庆十年慎余堂刻本），封面、目录、卷端书名均题为"黄帝内经素问注证发微"，扉页题为"黄帝内经素问"，序言题为"重刻素问灵枢注证发微"，版心则简称"素问"。正式书名以卷端为准，定为《黄帝内经素问注证发微》（图 14－4）。

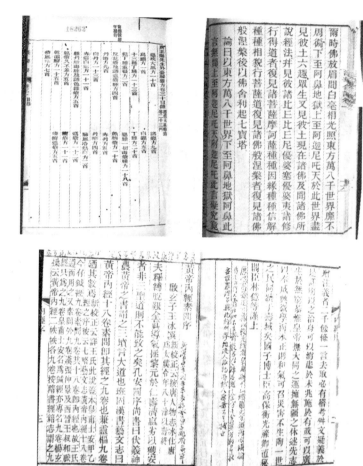

图 14－4

（二）冠词

古籍书名中常附加有说明本书情况的冠词，如《新刊王氏脉经》《注解伤寒论》《新校备急千金要方》等，"新刊""注解""新校""王氏"都是冠词，以说明内容、刊刻、著作方式、作者等情况。还有的冠词反映封建统治者参与著述情况，如"御纂""钦定""敕编""御批"等。由于冠词可表示不同版本，检索时不可省略。

（三）卷数

在古籍中，卷数比册数重要，是检查一书全缺和版本异同的重要根据之一。同一种书，卷数不同，版本就不同。如《难经疏》有两种，一种是 13 卷本，宋代侯自然撰；一种是 1 卷本，宋代无名氏撰，显然二者并非同一本书。

三、同书异名和同名异书

我国中医古籍浩繁，由于年代久远，在长期流传中几经翻刻传抄，出现了不少名实混淆的情况，给后世整理者带来麻烦与困惑。其主要表现为书同而名异、名同而书异。

（一）同书异名

有的医书虽书名屡经改动，实则为同一医书。比较典型的如《证类本草》，这是宋代唐慎微编纂的一本很有影响的本草专著，最初名《经史证类备急本草》，宋大观二年（1108），朝廷派医官艾晟重修后，作为官定本刊行，改名为《经史证类大观本草》；宋政和六年（1116），又经医官曹孝忠重修，改名为《政和新修证类备用本草》；南宋绍兴二十九年（1159），医官王继先等再次重修，改名为《绍兴校定经史证类备急本草》；宋淳祐九年（1249），由平阳张存惠将寇宗奭的《本草衍义》随文散入书中，作为增订本，又改名为《重修政和经史证类备用本草》；明万历五年（1577），尚义堂刻本又改称为《经史证类大全本草》。

医书同书异名的情况，历代都有。例如：唐孙思邈《千金方》，又名《备急千金要方》；元代朱震亨《丹溪朱氏证治》四卷，又名《脉因证治》；元代李杲《东垣十书》十种三十二卷，又名《医学十书》；明代张三锡《本草选》六卷，又名《本草发明切要》；清代胡澍《内经素问校义》一卷，又名《黄帝内经素问校义》《素问校义》；清代江之兰《内经释要》一卷，又名《医津筏》《医津一筏》；清代魏荔彤《伤寒论本义》二十二卷，又名《金匮要略方论本义》；清代章楠撰《伤寒论本旨》九卷，又名《医门棒喝二集》《活人新书》等。最典型的是清代邱熺的《引痘论》，又名《引痘略》《牛痘全书》《引痘全书》《引痘新法全书》《引痘新法》《引痘方书》《引痘略合编》《引种牛痘纪要》《引种牛痘方书》，同一书竟有十种不同书名。

（二）同名异书

同名异书与同书异名比较而言，相对较少一些。据《同名异书汇录》所收 13500 条作者或内容不同但题名相同的著作，其中中医书目只有 21 条。如《医学入门》有三种：一是明代李梴的八卷本；二是清代王世钟的八卷本；三是清代周本一的两卷本。三者书名相同，内容则异。又如《痘证宝筏》有两种：一种是强健撰，朱增惠校，前后有序，落款是清乾隆二十三年；另一本是上海李氏刊本。

第十五章　中医古籍著者著录

一、历史演变

古籍的署名有一个历史演变过程，即由不署名、不题撰者到署名、题撰者，经历了先秦至汉代数百年的漫长时期。有史可考，汉代以后才开始出现署名，当时还引起了非议。余嘉锡在《古书通例·古书不题撰人》中云："欲读古书，当考作者之姓名，因以推知其身世，乃能通其指意。""然古书多不题撰人，则欲知人论世，其事乃至不易也。"又于"自撰书名之所自始"之论中，论吕不韦《吕氏春秋》云："自著书而自命之名，始见于此。不韦之举，纯出于好名。又其书成于众人之手，非所自撰，与他人著书以传后学者不同，故呕呕焉表章之。盖古以学术为公器者，至是始为私人争名之具矣。"余氏所言，非仅指史书，早期医籍，亦复如此。医家撰文，旨在传其术，非在扬名。《汉书·艺文志·方技》著录医经七家、经方十一家、房中八家、神仙十家，共三十六家之书。除书名中依托如黄帝、岐伯、扁鹊、白氏、俞拊、容成、务成子、尧、舜、盘庚、宓戏、神农等名外，在注文中，无一言及其时其名者。这说明当时皆不题撰人。马王堆出土的帛书和简书中有医书 14 种，不仅未题撰人，而且也无书名。之后湖北张家山出土的医书《脉书》与《引书》也无撰人署名。同样，敦煌古医籍中，皆未题撰人；《黄帝内经素问》《灵枢经》今存本也都未题撰人，历代书目著录时，亦皆无撰人。

二、著者著录特色

在古籍中，反映著者项的记载较为复杂，和现代各种书中的著者项有很多不同。在长期的封建社会中，封建伦理习俗渗透到社会生活的各个方面，古籍的著者著录也必然受到影响。我们对中医古籍著者标识要善于进行必要的分析，舍去其繁杂而多余的记载，取其可用部分。这就要求我们不仅要具有姓氏学的知识，也需要文史、地理、职官、科举等方面的知识，只有运用好这些知识，才能获得所需要的内容。

（一）姓氏

姓是某一群人（氏族、家族）共用的族号，姓是族号，氏是姓的分支。《通鉴外纪》说："姓者统其祖考之所自出，氏者别其子孙之所自分。"姓和氏既有区别又有联系。

在夏商周时代，贵族有姓氏，一般平民没有姓氏。贵族中女子称姓，男子称氏（这和近代用法相反）。氏的情况相当复杂，诸侯以受封的国名为氏，卿大夫及其后裔则以受封的邑名为氏。此外，也有以所居地为氏的，也有以官职为氏的，也有以祖先的字或谥号为氏的。战国以后，姓和氏逐渐合一。汉以后则统谓之姓，上自天子下至庶民百姓都可以有姓了。

中国古代姓氏的产生大致分为如下几大类。

1. 以母系姓为姓氏

在母系氏族社会，婚姻在不同的母系氏族之间进行，这样为"别婚姻""明世系""别种族"，就出现了姓的概念，现有的一些古姓，如姬、姚、姜等都从女旁，表现出对母亲的无限崇拜。

2. 以图腾为姓氏

姜姓从女从羊，羊可能是姜姓氏族的图腾。像马、牛、龙、毛、桃、李、林、云等姓，都可能是一种图腾的标志。

3. 以封国、采邑为姓氏

公元前 11 世纪的西周，周王室将天下划分为许多小国，封赐给有功的同姓和异姓诸侯，如齐、楚、燕、鲁、卫、宋、陈、郑、曹等。后来这些受封诸侯的子孙就以他们祖先的封国为姓氏。例如，公输班是鲁人，称"鲁班"，其后代即姓鲁；公孙鞅是卫国人，称卫鞅，因封为商君，又称"商鞅"，其后世即姓商。

另外，还有以地名为姓氏的情况，如西门、东郭、池、柳（门前栽柳）等。

4. 以官爵、职业为姓氏

古代掌管户口、军事、工程、司法等事务的官员分别叫司徒、司马、司空、司寇。这些官员的后代，以自己先人的官职为荣耀，就以这些官职为姓氏。掌管商业的官叫贾（音 gǔ，贾指坐商，商指行商。后代演变为姓，读 Jiǎ）正，他们的后代则姓贾；乐（音 yuè，后代演变为姓，读 lè）正是管音乐的官。以职业为姓氏的，如卜姓是算命的人，陶姓是制陶的人等。

5. 以祖先的族号、谥号等为姓氏

唐、虞、夏、商、殷、周等姓属于祖先的族号。古代帝王死后，朝廷根据其生前业绩给予一个称号，叫作谥号。西周有文王、武王，子孙便以文、武为姓氏。

6. 避讳改姓与赐姓

姓的形成有不同的历史过程，但是姓未必就代表起源，历代因避讳而改姓的比比皆是。例如，汉明帝名庄，庄姓改为"严"；汉安帝父名庆，庆姓改为"贺"；晋景帝名师，师姓改为"帅"；唐明皇名隆基，姬与基同音，姬姓改为"周"；吴越王名钱镠（liú），刘姓改为"金"，留姓改为"田"。据《通志·氏族略》载，还有因避讳一姓改为数姓者。

另外，也有皇帝赐姓的。唐朝统治 289 年，赐姓李者不少。明朝下西洋的三保太监郑和，原姓马，由明成祖赐姓郑。

7. 冠词

姓氏前加冠词专指特定的同姓者，如唐代诗人中"老杜"（或"大杜"）专指杜甫，"小杜"专指杜牧；明代名医薛己、薛铠父子人称"大薛""小薛"。

8. 几个姓并称指特定的人

史学界称"马班"（或"班马"），指司马迁、班固；文学界称"李杜"，指李白、杜甫；"韩柳"，指韩愈、柳宗元；医学界的"刘张李朱"，即金元四大家刘完素、张从正、李杲、朱震亨。另外如"三苏"，指老苏（洵）、大苏（轼）、小苏（辙）；"二程"，指程颢、程颐兄弟。

（二）字、号

1. 名

夏商时代的人名多与干支相联系，如孔甲、武丁、盘庚等，这可能与生辰有关。春秋时人名常与生理特征相联系，如黑肱、黑臀等。古人的名往往表示家族的行辈。先秦时常在名、姓前加伯（孟）、仲、叔、季以表示长幼，如伯夷、叔齐是兄弟；汉代以后逐渐在名字中用同样的字或偏旁表示同辈关系，如唐代书法家颜真卿，他和堂兄弟颜杲卿、颜曜卿、颜春卿，都共用"卿"表示字辈；宋代文学家苏轼、苏辙兄弟，共用偏旁"车"，兄弟姐妹之中，只有一个字或半字之差（同偏旁）。

2. 字

字是名的补充或解释，是和名相表里的，又称"表字"。男子二十岁取字。古代取字极为隆重，西周、春秋时期，贵族成年要举行"冠礼"，并请来宾取字；女子十五岁许嫁举行笄（jī）礼（盘发加笄）时取字。春秋时男子取字最普遍的方式是在字的前面加"子"字，如子渊（颜回）、子路（仲由）等。贵族男子取字时在其后加"父"字，如孔子的字是"仲尼父"，简称仲尼或尼父，"仲"表示排行老二，"父"是贵族成年男性身份的一种美称，父又作"甫"。例如，《神农本草经疏》中，著者署名是"东吴缪希雍仲淳甫著"，东吴是地名，缪是姓，希雍是名，仲淳是字，甫是"父"的假借字，是贵族成年男子的美称。

名和字有意义相同的，如李时珍，字东璧，珍和璧是同义词；有名和字意义相反的，如朱熹，字元晦，熹和晦是反义词。

3. 号

号又称别号、别字，是一种固定的别名。号的起源很早，春秋战国时就有号出现了。

不仅文人有号，帝王、妇女、僧道也有号。别号是使用者本人起的，可以自由地抒发某种情操，不像姓名受家族、行辈的限制。古人常以个人志趣和地位为号，如葛洪号抱朴子，李杲号东垣老人，李时珍号濒湖山人，皇甫谧号玄晏先生，朱震亨号丹溪等。有些人对号的使用频率超过本人姓名，如李东垣、朱丹溪等，并以此作为书名，如《东垣十书》《丹溪心法》等。

古人称字、号原是为了表示尊敬，后来发展到不仅称字号，还用官职、地望（出生地或居住地）等相称。如王冰曾任唐太仆令，人称王太仆；刘完素系河间人，人称刘河间。也有将官名、地名合并相称的，如张仲景曾任长沙太守，人称张长沙。

此外，还有以排行连同姓名、官职相称的，如李白被称为李十二，杜甫被称为杜二拾遗，白居易被称为白二十二舍人等。

4. 名、字、号的称法

古人姓名和字连称时，先称姓名后称字（先秦字在前名在后，汉以后改为名在前字在后），如张机仲景。尊对卑、上对下一般称名；卑对尊、下对上一般称字或号，不称名，直呼其名则视为不恭；下对上或平辈间自称通常用名；平辈间多称字、号；上对下也可称字，以示亲近。清代满族一般只称名字，不称姓氏，如爱新觉罗·溥杰，只称溥杰，连姓称呼为不敬。文献中著者名也只写名而不著录姓氏。皇帝称大臣，也只称名而不称姓。

三、著者姓名著录实例

古籍中题有著者姓名的地方有多处，和书名一样，通常以卷端为准。著者姓名标识中常有一些附加成分，还有编校人员的姓名，以至门人弟子及族人沾光列名者。

1. **姓名**

例：《本草经》，吴普等述。

2. **姓名＋字号**

例：《脉诀》，紫虚真人崔撰，东垣老人李杲批。

3. **朝代＋姓名**

例：《医学精要》，嘉庆黄岩著。

4. **籍贯＋姓名**

例：《经验良方大全》，铁城黄伯垂原著，武林王孟英续编。

5. **籍贯＋姓名＋字号**

例：《伤寒附翼》，慈溪柯琴韵伯编。

《医法得心》，太原青主先生傅山著。

6. **朝代＋姓名＋字号＋美称**

例：《伤寒补天石》，明吴中戈维城存橘甫著。

7. **朝代＋籍贯＋姓名＋字号＋美称**

例：《曹氏伤寒发微》，汉南阳张机仲景撰，江阴曹家达颖甫注。

8. **官职＋姓＋字号**

例：《注解伤寒论》，长沙守张仲景述，太医令王叔和撰次。

9. **官职＋籍贯＋姓名＋字号**

例：《云林神彀》，太医院医官金溪云林龚廷贤子才编著。

10. **时代＋官职＋姓名**

例：《重刊巢氏诸病源候总论》，隋大业六年太医博士臣巢元方等奉敕撰。

11. **标识繁杂**

例：《黄帝内经素问注证发微》，明太医院正文会稽庠生元台子马莳仲化注证。

《重刊孙真人备急千金要方》，朝奉郎守太常少卿充秘阁校理判登闻检院上护军赐绯鱼袋臣林亿等校正。

12. **标识不一致**

书内多处出现著者，但标识都不一致。

例：《费氏全集》内封面题为"常州孟河费晋卿先生讳伯雄著"，卷端题为"武进费伯雄晋卿甫著"，以卷端为准。

13. **众多同校者争相署名**

众多同校者争相署名，以卷端为准。例如，明代黄庭镜《目经大成》有六类署名：平昌慎斋魏定国鉴定；卢汀不尘子黄庭镜燕台氏笔乘（真正著者）；上邑族弟香泉必智学源恭阅；男锄非在田省耕原订；孙玉峰瑛怀校刊；受业门人胡鹏南腾霄、族叔文标庭树同校。

第十六章　中医古籍与避讳

一、避讳的起源

避讳是我国古代一种特有的文化现象。在中国古代社会，为了维护严格的等级秩序，文字使用实行严格的避讳制度。

所谓避讳就是中国封建时期人们为尊敬君主、君主的亲属、圣人、贤者和长辈，在讲话时不直呼其名，在写文章时不照字直书，而用改字、缺笔等办法来回避的一种习俗。这种习俗起源较早，至少在周朝就有了。据《公羊传》记载，孔子作《春秋》的一条重要原则就是"为尊者讳，为亲者讳，为贤者讳"。后来，这种习俗经过封建朝代长期的应用，花样不断翻新，需要避讳的地方越来越多。不少朝代的皇帝自己规定了一些避讳的范围和方法，人们必须遵守，否则就会被砍头问罪。所以，这时的避讳便不是一种习俗的问题了，而变成了一种法律。千百年来，由于违反避讳原则而被砍头的大有人在，比如清代江西举人王锡侯就是因其编纂的《字贯》违犯避讳而被杀的。清代雍正年间，查嗣庭因其书《维止录》而获罪，罪名是"维止"二字将"雍正"砍去了头。因"维"字，正好是"雍"字少了头上一点一横，"止"字正好是"正"字少了一横。雍正三年，清世宗胤禛下诏："朕以先师孔子圣讳理宜回避。""朕览本朝人刊写书籍，凡遇胡、虏、夷、狄等字，每作空白……不知此固背理犯义，不敬之甚者也。"另据《乾隆起居注》十三年四月初四记载："奉谕旨，我朝凡遇皇上圣讳之清汉字俱行避写。"乾隆二十五年、二十八年、三十年、三十四年各有避讳令颁布，乾隆御名弘历，规定写为"宏厤"，并行缺笔。清同治十三年，光绪帝载湉继位，规定御名上一字仍旧书写，毋庸改避；下一字著缺写末一笔，以示改避之意。

避讳起于周朝，迄于清末，宋朝最为盛行，元朝不实行避讳，明朝起初也不实行避讳，到了明朝末年，为了加强统治，也实行避讳以控制文字。清代自康熙皇帝开始，至雍正乾隆时期避讳最为严格，咸丰后又稍放宽。

二、避讳的范围

避讳君王名字，是封建王朝所制定的一种制度，举国皆需遵守。除君王正名要避讳外，还要避嫌名，凡与名字音义形相同或相近的字，全部要避讳。

避讳的范围主要可分为以下三类。

（一）国讳或公讳

国讳或公讳是避帝王（包括帝王的父、祖）之名。这是最主要的一种避讳，举国上下人人都要遵守。例如，汉惠帝名盈，

《史记》中"万盈数"改成"万满数"。

（二）家讳或私讳

司马迁父名谈，《史记》中凡遇到"谈"字均改为"同"。

（三）圣讳

避封建社会被尊为先贤圣人的名字，如孔丘的"丘"，缺笔写作"丠"。避讳还有历代同讳、数朝同讳的现象，即不同朝代的避讳，讳法相同。如宋朝避皇帝之祖讳，玄、弘皆缺笔，玄改为元。清朝为避康熙与乾隆讳，沿用宋时之法。

南宋时，不但要避当朝在位皇帝的名讳，同时还要回避其远祖等名讳，包括各种嫌名，要避的字多达百余个，十分繁杂。据宋绍定《礼部韵略》，避讳情况如下：

玄，胡涓切。玄朗为赵氏始祖，故规定避讳，兼及悬、县、眩、泫等20字。

朗，卢党切。兼及狼、浪、烺、阆等20字。

匡，去王切。宋太祖名匡胤，避讳兼及筐、眶等18字。

胤，羊晋切。避讳兼及酳、靷、引等17字。

炅，古迥切。宋太宗名炅，避讳兼及颎、炯、耿、扃、憬等16字。

恒，胡登切。宋真宗名恒，避讳兼及姮等4字。

祯，陟盈切。宋仁宗名祯，避讳兼及侦、桢、贞、征、娗、症等13字。

曙，常恕切。宋英宗名曙，避讳兼及署、抒、薯、树、竖、澍、墅等26字。

项，吁玉切。宋神宗名项，避讳兼及旭、勖等 7 字。

煦，吁句切。宋哲宗名煦，避讳兼及昫、酗、休、呴、咻等 13 字。

佶，极乞切。宋徽宗名佶，避讳兼及姞、郅、吉、咭等 11 字。

桓，胡官切。宋钦宗名桓，避讳兼及完、丸、院、萑、洹、瓛、绾、纨、皖、垣、鹳、莞、萈、狟等 49 字。

构，古候切。南宋高宗名构，避讳兼及遘、媾、购、篝、姤、诟、够、觳、逅等 55 字。

脊，时认切。南宋孝宗名脊，避讳兼及慎、蜃等 9 字。

惇，都昆切。南宋光宗名惇，避讳兼及敦、墩、鹑等 24 字。

扩，阔镬切。南宋宁宗名扩，避讳兼及廓、郭、鞹、鞟等 17 字。

昀，俞伦切。南宋理宗名昀，避讳兼及匀、驯、巡等 7 字。

由上可以看出宋朝的避讳是极其严格的，单高宗赵构的名讳就多达 55 字。

三、避讳的方法

（一）改字法

改字法，即将所避讳之字改用另一字。

（1）以同音字改。如《重修政和经史证类备用本草》有"柴胡，生洪农峪"，洪农应为弘农，避宋太祖赵匡胤父赵弘殷偏讳改字。

（2）以近义字改。如唐代苏敬撰《新修本草》，宋《证类本草·补注所引书传》引该书云："显庆中，监门府长史苏恭表请修定。"其中"恭"与"敬"义近，避宋太祖赵匡胤祖父赵敬讳改。

（3）以近音字改。如清代改"玄参"为"元参"，避康熙帝玄烨讳改。

（4）改人名。如《通志·艺文略》著录唐代昝殷《经效产宝》时，将昝殷改为"昝商"，避宋太祖赵匡胤父赵弘殷讳。梁代殷仲堪撰《殷荆州要方》，《外台秘要》宋刊本引崔氏"增损理中丸"时作商仲堪，同样是避弘殷讳。还有改别号的，如孙星衍《平津馆鉴藏记》著录王冰《黄帝内经素问》时，将王冰号"启玄子"改为"启元子"，避康熙帝玄烨讳。

（5）改书名。如王冰《玄珠密语》、刘守真《素问玄机原病式》、朱震亨《金匮钩玄》等书，清刊本均将"玄"改为"元"。

（6）改年号。唐德宗贞元十二年御纂《贞元集要广利方》，宋代《崇文总目》著录时改为《正元集要广利方》，避宋仁宗赵祯名讳。

（7）改天干地支名。如孙思邈《千金要方》宋刊本卷二第一"交会之日常避景丁日"，景丁原为丙丁，避唐高祖李渊父李昞讳改。

（8）改药名。如山药，《神农本草经》本名"薯蓣"，经唐、宋两次避讳改名山药。

（二）缺笔法

缺笔法，即缺避讳之字最后一笔。如清代避康熙帝玄烨讳，将"玄"字写作成"玄"。如《重广补注黄帝内经素问》卷第一"启玄子次注","玄"字即缺笔为"玄"。

（三）空字法

空字法，即对应避讳之字空而不书，或画一方框（□），或在该字下方加注"上讳""御名""今上御名""太上御名""渊圣御名"，或用"某""讳"字代（用小字书写，以别于正文）。如唐人撰《隋书》，因避唐太宗李世民讳，将王世充写成王□充，由于反复传抄，就把空白处取消了，误连成王充。观音菩萨原名观世音，也因避讳写成观□音，久而久之也就成为观音了。山东龚丘县因避孔子讳，写成龚□县，也就变成现在的龚县了。

四、避讳对古籍的影响

（一）文字混乱，影响阅读

避讳造成了文字的混乱，缺笔产生了残缺字，改字造成别字，其中有些还取代正字至今。如明朝憎恶"元"字，便讳元为原，将"元来"改为"原来"，一直沿用至今。一些重要人名因空字而致误，如王世充误为王充，唐初大臣裴世矩改成裴矩，韩擒虎改成韩擒等。

（二）混淆史实，以讹传讹

因避讳而扰乱了历史事实。如《新唐书·地理志》注曰："东有渠引渭水入升原渠，通长安故城，咸通三年开。"这里"咸通"实为"咸亨"，因避唐肃宗李亨讳而改，这就和190年后的

"咸通"年号相混了。

（三）义理不通，令人费解

古人为了避讳，擅改古籍中字词，致使内容与事理不符，令人费解。例如，范镇父名度，为避父名讳，他在其所撰《仁宗实录》中将"度量权衡"改成"尺量权衡"，于义不通。乾隆帝名弘历，清人便将"黄历"改为"时宪志"，令人费解。

文字避讳虽对古籍产生了消极影响，但也可利用避讳来促进古籍整理和文史研究。因避讳有一定规律可循，可以通过避讳字来鉴定版本时代。

附录：唐至清代帝讳略表

唐帝讳

世次	帝号	所出	名讳	举例
一	高祖	李氏	渊	渊改为泉，或为深。
	祖虎		虎	虎改为兽，为武，为豹，或为彪。
	父昞		昞	昞、炳、丙、秉皆改为景。
	太子建成		建成	建城县改高安，晋城县改晋安。
二	太宗	高祖子	世民	世改为代，或为系，从世之字改从云，或改从曳。民改为人，或为甿，从民之字改从氏。
三	高宗	太宗子	治	治改为持，为理，或为化。稚改为幼。
	太子忠		忠	中郎将改旅贲郎将。
	太子弘		弘	弘农县改恒农，弘静县改安静。
	武后		曌	诏改为制，李重照改名重润。
四	中宗	高宗子	显（中间曾改名哲）	显政殿改昭庆，显德殿改章德。
四	睿宗	高宗子	旦（初名旭轮，又名轮）	旦改为明，张仁亶改名仁愿。
五	玄宗	睿宗子	隆基	隆州改阆州，大基县改河清。
六	肃宗	玄宗子	亨（初名嗣昇，改名浚，又名玙，又名绍）	
七	代宗	肃宗子	豫（初名俶）	豫州改蔡州，豫章县改钟陵。
八	德宗	代宗子	适	括州改处州，括苍改丽水。
九	顺宗	德宗子	诵	斗讼律改斗竞律。
十	宪宗	顺宗子	纯（初名淳）	淳州改睦州，淳于改姓于，韦纯改名贯之，韦淳改名处厚。

续表

世次	帝号	所出	名讳	举例
十一	穆宗	宪宗子	恒（初名宥）	恒州改镇州，恒岳改镇岳。
十二	敬宗	穆宗子	湛	郑茂湛改名茂休。
十二	文宗	穆宗子	昂（初名涵）	郑涵改名澣，《旧唐书》作瀚。
十二	武宗	穆宗子	炎（初名瀍，《会要》作沣）	李瀍字昭回，改名回，字昭度。
十一	宣宗	宪宗子	忱（初名怡）	
十二	懿宗	宣宗子	漼（初名温）	
十三	僖宗	懿宗子	儇（初名俨）	
十三	昭宗	懿宗子	晔（初名杰，又名敏）	
十四	哀帝	昭宗子	柷（应作祝，初名祚）	

五代帝讳

（梁）后梁

世次	帝号	所出	名讳	举例
一	太祖	朱氏	晃（本名温，唐赐名全忠）	
	曾祖茂琳		茂琳	茂州改汶州，慕化县改归化，戊改为武。
	祖信		信	信都县改尧都。
	父诚		诚	成德军改武顺，城门郎改门局郎，城隍改墙隍。
二	末帝	太祖子	瑱（初名友贞，又名锽）	

（唐）后唐

世次	帝号	所出	名讳	举例
一	庄宗	唐赐李氏	存勖	
	祖国昌		国昌	孝昌县改孝感，昌乐县改南乐。
	父克用			
一	明宗	庄宗宗属	亶（初名嗣源）	杨檀赐名光远。
	曾祖敄		敄	郑邀以字云叟行。
二	闵帝	明宗子	从厚	
二	末帝	明宗养子	从珂	

（晋）后晋

世次	帝号	所出	名讳	举例
一	高祖	石氏	敬瑭	竟陵县改景陵，唐改姓陶，钱唐县改钱江，行唐县改永昌，福唐县改南台。
	父绍雍			
二	少帝	高祖从子	重贵	
	父敬儒			

（汉）后汉

世次	帝号	所出	名讳	举例
一	高祖	刘氏	暠（本名知远）	鱼崇远改名崇谅，折从远改名从阮，赵远以字上交行。
二	隐帝	高祖子	承祐（祐当作祜）	

（周）后周

世次	帝号	所出	名讳	举例
一	太祖	郭氏	威	张彦威改名彦成，李洪威改名洪义，马令威改名令琮，郭彦威改名彦钦。
	高祖璟		璟	南唐李璟改名景。
	曾祖谌			
	祖蕴			
	父简		简	孙方简改名方谏，王易简止名易。
二	世宗	太祖养子本姓柴	荣	李荣改名筠。
三	恭帝	世宗子	宗训	向训改名拱，张从训改名崇祐。

宋帝讳

世次	帝号	所出	名讳	举例
一	太祖	赵氏	匡胤	匡改为正，为辅，为规，或为纠，为光，为康。匡国军改定国，匡城县改鹤丘。胤改为裔，胤山县改平蜀，吕余庆名胤，以字行。
	始祖玄朗		玄朗	玄改为元，或为真，玄鸟改鴥鸟，玄武县改中江。朗改为明，朗山县改确山。
	远祖轩辕			
	高祖朓			
	曾祖珽		珽	《唐书》姚珽，缺笔误作姚班。
	祖敬		敬	敬改为恭，为严，为钦，或为景。镜改为鉴，或为照。敬州改梅州，王居敬改居安。
	父弘殷		弘殷	弘改为洪，殷改为商，为汤。弘农县改恒农，殷城县改商城，钱俶本名弘俶，赵文度本名弘。

续表

世次	帝号	所出	名讳	举例
一	太宗	太祖弟	炅（初名匡义，又名光义）	义改为毅，义兴县改宜兴，富义监改富顺，杨美本名光美，祁廷训本名廷义。
二	真宗	太宗子	恒（初名德昌，改元休，又改元侃）	恒改为常，恒山改镇山，恒农县改虢略，毕士安本名士元。
三	仁宗	真宗子	祯（初名受益）	祯改为真，为祥，贞改为正，祯州改惠州，永贞县改永昌，谥文贞者称文正。
四	英宗	仁宗从子	曙（初名宗实）	曙改为晓，为旭，树改为木，署改为院，签署改签书，都部署改都总管，张孜初名茂实。
	父濮安懿王允让		允让	让改为逊，或为避。
五	神宗	英宗子	顼（初名仲铖）	顼改为玉，勖改为勉，旭川县改荣德，李遵勖撰天圣广灯录，宋《艺文志》去勖字。
六	哲宗	神宗子	煦（初名傭）	
六	徽宗	神宗子	佶	
七	钦宗	徽宗子	桓（初名亶，又名烜）	桓改为亘，为威，或为魋。齐桓公改威公，桓魋改威魋。
（南宋）七	高宗	徽宗子	构	姤改为遇，勾当改干当，管勾改管干。
八	孝宗	太祖七世孙	眘（初名伯琮，更名瑗，又名玮）	慎改为谨，慎县改梁县。
	父秀王偁			
九	光宗	孝宗子	惇	惇改为崇，或为孝。蔡惇撰祖宗官制旧典，宋《艺文志》称其字为蔡元道。
十	宁宗	光宗子	扩	
十一	理宗	太祖十世孙	昀（初名贵诚）	筠州改瑞州，李伯玉初名诚。
	父荣王希瓐			

续表

世次	帝号	所出	名讳	举例
十二	度宗	理宗从子	禥（初名孟启，又名孜）	
		父嗣荣王与芮		
十三	恭宗	度宗子	㬎	
	端宗		昰	
	帝昺		昺	

辽帝讳

世次	帝号	所出	汉名	举例
一	太祖	耶律氏	亿	宋庆历三年贺国主生辰使丁亿，更名意。
二	太宗	太祖子	德光	改晋天雄军节度范延光为范延广，改光禄大夫为崇禄。
三	世宗	太祖孙	阮	
		父义宗倍		
三	穆宗	太宗子	璟	
四	景宗	世宗子	贤	宋庆历三年贺国母正旦使李维贤，更名宝。
五	圣宗	景宗子	隆绪	
六	兴宗	圣宗子	宗真	改女真为女直。
七	道宗	兴宗子	洪基	宋明道元年贺国母生辰使王德基，《辽史》作王德本。
九	天祚帝	道宗孙	延禧	改兴宗重熙年号为重和，姚景禧改名景行。
		父顺宗濬		

金帝讳

世次	帝号	所出	汉名	举例
一	太祖	完颜氏	旻	宋绍兴十四年，改岷州为西和州。
一	太宗	太祖弟	晟	
三	熙宗	太祖孙	亶	
	父徽宗宗峻		宗峻	皇统八年，改潜州为通州，《金史》误作避宗隽改。
三	海陵	太祖孙	亮	
	父辽王宗干			
	太子光英		光英	改鹰坊为驯鸷坊，改英国为寿国，应国为杞国。
三	世宗	太祖孙	雍（初名褎）	改雍丘县为杞县，雍国为唐国。
	父睿宗宗尧（初名宗辅）		宗尧	改宗氏为姬氏，宗州为瑞州，宗安县为瑞安，宗国为莱国。
五	章宗	世宗孙	璟	张燥改名炜，改景州为观州，改景国为邹国。
	父显宗允恭		允恭	卫绍王允济更名永济，尹安石改姓师，侯师尹改名挚。恭改为敬，宗室思恭改名思敬，白彦恭改名彦敬，改共城县为河平，龚县为宁阳，武功县为武亭。
四	卫绍王	世宗子	永济	改永兴县为德兴，永济县为丰闰，济国为遂国，张永改名特立，中州集阎咏改名长言。
五	宣宗	世宗孙	珣	改郇国为管国，梁询谊改名持胜。
	父显宗允恭			
	太子守忠		守忠	张行忠改名行信。
六	哀宗	宣宗子	守绪（初名守礼）	贾守谦改名益谦。

元代避讳，定制只限于全用帝王名字者，且元代帝名汉字皆为译音，不似辽金诸帝之兼有汉名，故元代汉字文书中避讳之例甚少。

明帝讳

世次	帝号	所出	名讳	举例
一	太祖	朱氏	元璋（字国瑞）	胡廷瑞易名胡美。
	父世珍			
三	惠帝	太祖孙	允炆	
二	成祖	太祖子	棣	改沧州之无棣曰庆云，乐安州之无棣曰海丰。
三	仁宗	成祖子	高炽	
四	宣宗	仁宗子	瞻基	
五	英宗	宣宗子	祁镇	正统丁卯，山西乡试经题"维周之桢"，犯楚王讳，考官罚俸。（按：太祖第六子，名桢，封楚王）
五	代宗	宣宗子	祁钰	
六	宪宗	英宗子	见深（初名见濬）	
七	孝宗	宪宗子	祐樘	
八	武宗	孝宗子	厚照	
八	世宗	宪宗孙	厚熜	张璁正德十六年登第，嘉靖十年始避嫌改名孚敬。
	父祐杬			
九	穆宗	世宗子	载垕	
十	神宗	穆宗子	翊钧	钧州改名禹州。
十一	光宗	神宗子	常洛	常作尝，洛作雒。
十二	熹宗	光宗子	由校	校作较，由有时缺末笔。
十二	毅宗	光宗子	由检	检作简。

清帝讳

世次	帝号	所出	名讳	举例
一	世祖	爱新觉罗氏	福临	第二子名福全，其始固无所谓避讳。
二	圣祖	世祖子	玄烨	以元、煜字代，称范晔为范蔚宗，玄武门改神武。
三	世宗	圣祖子	胤禛	胤以允字代，《明史》张佳允、申佳允、堵允锡，进士题名碑本作胤。改王士禛为士正，又改士祯。
四	高宗	世宗子	弘历	以宏历字代，改明弘治年号为宏治，改《时宪历》为《时宪书》。
	太子永琏		永琏	《论语》"瑚琏也"，试场不以命题。
五	仁宗	高宗子	颙琰（初名永琰）	《简明目录》改宋俞琰为俞琬。《韵目》上声二十八"琰"改为俭。
六	宣宗	仁宗子	旻宁（初名绵宁）	宁以甯代。
七	文宗	宣宗子	奕詝	
八	穆宗	文宗子	载淳	淳写作湻。
八	德宗	宣宗孙	载湉	
	父醇贤亲王奕𫍯			
九	末帝	宣宗曾孙	溥仪	唐绍仪改名绍怡，后复之。
	父醇亲王载沣			

（引自：陈垣《史讳举例》，中华书局 1962 年版）

第十七章 中医古籍纪年（月、日、时）知识

中医古籍中，表示年、月、日、时的时间概念词和现在不同，比较复杂多样。这不仅表现在医书著作年代的著录和医家生卒年代的记述中，也涉及与时间有关的医书内容的表述。因此必须具备一些古代历法知识，了解古代纪年、纪月、纪日的不同方法和换算规则，并掌握医书中常见的一些时间词的含义，才能更好地理解中医古籍中的内容。

一、古代纪年法

（一）王位纪年法

我国古代的纪年法比较复杂，殷商和西周时期以王公在位的年次纪年，如"太甲元年"。通常认为从西周共和元年（前841）起，开始有准确的年代记录，现在的历史年表也是从西周共和元年列出的。至于共和元年前的年代，还有待查考。

古代对年的称谓也不相同。《尔雅》云："夏曰岁，商曰祀，

周曰年，唐虞曰载。"唐玄宗天宝三年（744）改称年为载；到唐肃宗三载（758），又改称载为年。历代王朝一般均称年。另外，也有称年为"稔""期"的，也有称10年为一"甲"，30年为一"纪"，60年为一"周"的。

王位纪年法是我国最早使用的纪年法，即用各国王公的王号（如周文王、周武王等）加上在位的年次（如三年、六年等）。即位之年称为元年。这种纪年法比较简单，一目了然。要换算成公元，只要查一下纪年表即可。但历史上也曾出现一帝建元、改元几次的情况。如战国中期的魏惠王在位51年（前69—前319），建元两次。第三十六年再立为元年，就出现两个魏惠王元年；汉景帝在位16年（前156—前141）建元三次（第八年改称中元元年，中元七年又改称后元元年）。一个帝王并无年号而有两个或三个元年，这就容易造成错误，必须仔细辨别。

（二）干支纪年法

1. 干支概述

《月令章句》："大桡（相传为黄帝之臣）探五行之情，占斗纲所建于星，始作，以名曰，谓之干；作子丑，以名曰，谓之枝。枝干相配，以成六旬。"古人将"甲、乙、丙、丁、戊、己、庚、辛、壬、癸"十天干与"子、丑、寅、卯、辰、巳、午、未、申、酉、戌、亥"十二地支相配合，组成60个不同的符号，如"甲子""乙丑"等，叫作六十甲子。古人就采用这种方法来纪时。大桡创作此法虽是传说，但殷代甲骨文已证明殷人确实使用干支相配来纪时。从殷到西汉初，干支只用来纪日、纪旬，并不用于纪年。大致在公元1、2世纪以后，民间逐渐采用干支纪年法。东汉元和二年（85），干支纪年以朝廷命令的形式在全国范围内实行。从此干支便成为我国古代最基本的纪年方式，和帝王纪年同时并行，一直作为主要的纪年方法使用了一千多年，并且传入朝鲜、日本、越南等亚洲国家。干支次序表见表17-1。

表17-1　干支次序表

1.甲子	2.乙丑	3.丙寅	4.丁卯	5.戊辰
6.己巳	7.庚午	8.辛未	9.壬申	10.癸酉
11.甲戌	12.乙亥	13.丙子	14.丁丑	15.戊寅
16.己卯	17.庚辰	18.辛巳	19.壬午	20.癸未
21.甲申	22.乙酉	23.丙戌	24.丁亥	25.戊子
26.己丑	27.庚寅	28.辛卯	29.壬辰	30.癸巳
31.甲午	32.乙未	33.丙申	34.丁酉	35.戊戌
36.己亥	37.庚子	38.辛丑	39.壬寅	40.癸卯
41.甲辰	42.乙巳	43.丙午	44.丁未	45.戊申
46.己酉	47.庚戌	48.辛亥	49.壬子	50.癸丑
51.甲寅	52.乙卯	53.丙辰	54.丁巳	55.戊午
56.己未	57.庚申	58.辛酉	59.壬戌	60.癸亥

2. 干支与公元换算法

公元换干支，只要查一下年表即可。干支换公元，有两种情况：

（1）年号与干支并用的，有具体朝代，只要查年表即可；如

140

嘉靖庚寅、雍正甲辰等。

（2）只写干支而未写明年号的，要先辨明属何朝代才易查找。一般一个皇帝在位都只有一个甲子（60 年），但也有在位超过 60 年的，如康熙在位 61 年，有两个壬寅年（康熙元年壬寅，康熙六十一年壬寅），必须先辨明该干支的先后，才能查到准确的年代。

另外，历史上还有许多相同的干支，必须先辨明具体朝代。例如，明代有五个戊申年（洪武元年、宣德三年、弘治元年、嘉靖二十七年、万历三十六年），必须知道准确的朝代和帝王名称，才能查到准确的年代。

（三）年号纪年法

从汉武帝开始，在帝王王号之外，又创建"年号"，并用年号纪年，如建元二年、天汉四年等，一般不再用王位纪年法了。年号纪年必须与所属的帝王相连，才能确定准确的年代。这里有很多复杂情况。

1. 经常改年号

一个皇帝在位期间，常常变更年号。汉武帝开创年号，先立"建元"，其后改元和追改了 10 个不同年号（元光、元朔、元狩、元鼎、元封、太初、天汉、太始、征和、后元）。从公元前 140 年起，至公元前 87 年止，汉武帝在位 54 年，其中年号持续 6 年的有 6 个，持续 4 年的有 4 个，最后年号"后元"仅持续不到 2 年。从西汉到东汉的四百多年间，一共有 24 位皇帝，共使用 83 个年号，其中年号持续使用最长的为 32 年（东汉光武帝"建武"），有 19 个年号只使用了 1 年或不到 1 年，平均 3~5 年更换一次年号。在这 24 位皇帝中，持续使用 1 个年号未改的仅 6 个，如东汉明帝在位 18 年，一直使用年号"永平"未改。甚至还有一年内数次改元的，如公元 189 年，汉少帝即位，改年号为"光熹"，不到半年又改为"昭宁"；同年少帝去位，献帝即位，改年号为"永汉"，同年 12 月，又下诏废光熹、昭宁、永汉，改称"中平"。一年内改了四次年号。到了明清两代，实行一帝一元制，即一个皇帝只使用一个年号。

由于年号单一，人们也就逐渐习惯了以年号称皇帝，如清朝的康熙皇帝—爱新觉罗·玄烨，乾隆皇帝——爱新觉罗·弘历，宣统皇帝——爱新觉罗·溥仪。明朝的明太祖（朱元璋），年号洪武，人称朱洪武或洪武皇帝。但宋仁宗（赵祯），有天圣、明道、景祐等 9 个年号，就不能以年号相称。唐太宗（李世民）尽管只用一个年号——贞观，也不能称贞观帝，因在他前后的皇帝，均不止用一个年号。

2. 年号重复

帝王确立年号，常选用一些吉祥如意的词汇，一般以两个字为主。在西夏崇宗以前，年号用字有两个字、三个字、四个字、六个字的，崇宗以后则一律使用两字，趋于规范化。

由于各朝都选用吉祥词汇，在漫长的历史年代中，难免出现年号重复的情况。比如"太平"这个年号，先后使用 8 次，"建武"使用 7 次。其他重复较多的年号主要有重复 6 次的中兴、永平、永兴、永和、建平、建兴，重复 5 次的太安、太初、太和、甘露、永安、永康、建元、建始，重复 4 次的大宝、广运、龙兴、应天、和平、建初、顺天。

年号与公元的换算，一般查纪年表即可。由于改元和年号重复，又会造成换算的麻烦。年号与帝王名称相连的，更易于查找，如晋惠帝永安元年、魏孝庄帝永安二年、西夏崇宗永安三年等；如只用年号而无帝王名称，则必须首先判断属何朝代，才能查到准确的年代。

3. 谥号、庙号、尊号

除年号外，史书记载中称呼帝王还有庙号、谥号和尊号。大体上是汉至于隋汉至隋用谥号，配合年号用于纪年，唐至元用庙号，明至清两代只用年号，一般一帝一元。

（1）谥号。帝王死后，由礼官议定对其一生给予褒贬的称号，如文帝、武帝等。

（2）庙号。帝王死后，在太庙立室奉祀，并追尊以某祖、某宗的名号，称为庙号。庙号创立于殷代，盛行于汉代。例如，汉惠帝尊高帝为太祖，景帝尊孝文帝为太宗，宣帝尊武帝为世宗等。

（3）尊号。从唐代起，臣子为在位帝王献上的尊称即尊号，如清代乾隆的尊号是"高宗法天隆运至诚先觉体元立极敷文奋武钦明孝慈神圣纯皇帝"，共 27 字。

4. 中医古籍中年号纪年实例

（1）雍正甲辰春王月——《女科指掌》张序。

（2）嘉靖庚寅冬长至日———《针灸问对》汪序。

（3）乾隆丙午孟秋闰月中浣———《宁坤秘籍》序。

（4）泰定四年岁次丁卯闰九月既望——《脉经》元刻序。

（四）岁星纪年法和太岁纪年法

1. 岁星纪年法

岁的意义来源于岁星。岁星即木星。木星在星空中绕行一周的周期是11.86年。古人发现，大约十二年后木星会出现在星空的同一区域，于是把周天分为十二等分，称为十二次。十二次的名称自西向东排列是星纪、玄枵、诹訾、降娄、大梁、实沈、鹑首、鹑火、鹑尾、寿星、大火、析木。木星每年行经一个星次，就用木星所在的星次来纪年，如岁在星纪、岁在大火，《左传》《国语》中多用此纪年法。古代医家为仿古，著述中也常有这种纪年法。

2. 太岁纪年法

太岁纪年法，又称岁名纪年法。古人把周天由东向西分为十二等分，称十二辰，即子、丑、寅、卯、辰、巳、午、未、申、酉、戌、亥，其顺序与十二次正好相反。从玄枵开始，以子配玄枵，丑配星纪，依次排列。因为使用不便，于是设想了一个假天体，称为"太岁"，从寅开始（注意：不是由子开始），依十二辰运行。太岁和木星有一定对应关系，如太岁在寅即析木，木星便在星纪等。

十二辰用于纪年时，不用子、丑、寅、卯等十二支作年名，另外取有专门的名称，称为岁阴。据《尔雅·释天》记载："太岁在寅曰摄提格，在卯曰单阏，在辰曰执徐，在巳曰大荒落，在午曰敦牂，在未曰协洽，在申曰涒滩，在酉曰作噩，在戌曰阉茂，在亥曰大渊献，在子曰困敦，在丑曰赤奋若。”

据《尔雅·释天》所载，另有纪年的十干，叫“岁阳”，它们的名称是：“太岁在甲曰阏逢，在乙曰旃蒙，在丙曰柔兆，在丁曰强圉，在戊曰著雍，在己曰屠维，在庚曰上章，在辛曰重光，在壬曰玄黓，在癸曰昭阳。”

干支相配而成甲子、乙丑等六十个纪年符号，岁阳与岁阴相配而成阏逢困敦（甲子）、旃蒙赤奋若（乙丑）等六十个符号，用以纪年，和干支完全相同。

3. **岁星纪年法、太岁纪年法与公元换算方法**

先按《尔雅·释天》所载将岁阴、岁阳换算成干支纪年，再按干支纪年换算成公元。

4. **中医古籍中岁星纪年、太岁纪年实例**

（1）乾隆四十八年岁次昭阳单阏氏皋月会稽沈懋发撰——《广瘟疫论》序。

（2）是岁天宝十一载岁在执徐月之哉生明者也——《外台秘要》王焘序。

二、古代纪月法

（一）月份异名

历代使用历法不同，纪月名称也各异，有的虽使用同一名称，所指月份却不同。有数字纪月、月名纪月、四季纪月、律吕（十二律）纪月、地支纪月、花木纪月、时令纪月等。月份异名详见表 17－2。

表 17－2　月份异名表

月份取类	正月	二月	三月	四月	五月	六月	七月	八月	九月	十月	十一月	十二月
名月	陬月	如月	寎月	余月	皋月	且月	相月	壮月	玄月	阳月	辜月	涂月
四季	孟春	仲春	季春	孟夏	仲夏	季夏	孟秋	仲秋	季秋	孟冬	仲冬	季冬
律吕	太簇	夹钟	姑洗	仲吕	蕤宾	林钟	夷则	南吕	无射	应钟	黄钟	大吕
地支	寅月	卯月	辰月	巳月	午月	未月	申月	酉月	戌月	亥月	子月	丑月
花木	杨月	杏月	桃月	槐月	榴月	荷月	兰月	桂月	菊月		葭月	
				槐序	蒲月		桐月	桂秋	菊序			
						瓜月						
时令	春王	酣春	暮春	清和	端月	暮夏	首秋	中秋	暮秋	小春	冬月	暮冬
	首春	仲阳	晚春	麦秋		暑月	肇秋	正秋	凉秋	上冬		末冬
	岁首	丽月	杪春			伏月	初秋	获月	杪秋	开冬		寒冬
	端月					溽暑	霜月		霜序	初冬		严冬
	首阳					精阳	凉秋					杪冬
	元阳											岁杪
	孟阳											冰月
	正阳											
其他	初月	令月	央月	乾月	姤月		否月	仲商	剥月	坤月	复月	腊月
	嘉月	大壮	蚕月				巧月			良月	畅月	腊月
	泰月										龙潜	嘉平
	孟陬											临月

引自：吉文辉《中医文献检索与利用》，南京大学出版社，1992。

（二）岁首问题

现代历法都以一月为岁首，但我国历法已有四千多年历史，古代历法中，岁首并非都是正月。夏代开创"夏历"，即以正月建寅（一月）为岁首（起于春分）。殷商王改腊月建丑为岁首（起于大寒），周王立国又改冬月建子（十一月）为岁首（起于冬至）。秦始皇统一中国后，于公元前 221 年（秦始皇二十六年），正式下令以建亥（十月）为岁首，和夏历相差三个月，和公历相差两个月。公元前 104 年，汉武帝改历，复以建寅为岁首。9—23 年，西汉王莽改建丑（十二月）为岁首，至东汉又恢复夏历。公元 237 年，魏明帝景初元年，改十二月为正月，两年多后，齐王芳继位，又复用夏历。公元 689 年，唐永昌元年，武则天改历，以建子（十一月）为岁首，其月名、月次排列为正月、腊月、一月……十月，是谓"新历"。但使用仅一年，又恢复正朔，改一月为正月，仍以为岁首。现今沿用的旧历，习惯称为"阴历"，其实是阴阳历，也就是夏历。

（三）闰月问题

中国古代历法中，闰月也很不统一。商周时期，闰月都在岁末，称为"十三月"。秦代以十月为岁首，闰月称为"后九月"（仍在岁末）。汉初沿用秦旧法，至汉武帝时改行《太初历》，将闰月分散在各个月份。清代颁行《时宪历》后，就再没有闰正月和闰十二月了。

三、四时节气

一年分为四时，即春、夏、秋、冬四季。古代为了与五行相配应，又将四季分为五时，即春、夏、长夏、秋、冬。四季有许多不同名称，如表 17－3 所示。

表 17－3　四季异名表

季名	异名									
春	阳春	青阳	艳阳	阳节	淑节	韶节	青春	苍灵	三春	九春
夏	朱明	朱夏	炎序	炎节	炎夏	清夏	朱律	长嬴	三夏	九夏
秋	素商	高商	金天	白藏	素节	商节	萧长	凄辰	三秋	九秋
冬	元冬	元英	元序	清冬	严节	寒辰	岁余	安宁	三冬	九冬

引自：王云五发行《重编日用百科全书（中）》，商务印书馆，1934。

一年中又分二十四节气，和四时、十二个月相配合，每季各有六个节气，每月各有两个节气，节气在古代本称为"节"或"气"。二十四节气中，单数的叫作"节气"，分别为立春、惊蛰、清明、立夏、芒种、小暑、立秋、白露、寒露、立冬、大雪和小寒；双数的叫作"中气"，分别为雨水、春分、谷雨、小满、夏至、大暑、处暑、秋分、霜降、小雪、冬至和大寒。"节气"在前半月，"中气"在后半月。

阴阳历把十二个中气作为一年历月的标志，把雨水所在的月作为第一个月，即正月，把春分所在的月作为二月，把谷雨所在的月作为三月……把大寒所在的月作为十二月。二十四节气月日如表 17－4 所示。

表 17-4　二十四节气月日表

			正月		二月		三月	
春	夏历	月	正月		二月		三月	
		气	节	中	节	中	节	中
	阳历	月	2 月		3 月		4 月	
		日	4、5 日	19、20 日	5、6 日	20、21 日	4、5 日	20、21 日
	节气		立春	雨水	惊蛰	春分	清明	谷雨
夏	夏历	月	四月		五月		六月	
		气	节	中	节	中	节	中
	阳历	月	5 月		6 月		7 月	
		日	5、6 日	21、22 日	5、6 日	21、22 日	7、8 日	23、24 日
	节气		立春	小满	芒种	夏至	小暑	大暑
秋	夏历	月	七月		八月		九月	
		气	节	中	节	中	节	中
	阳历	月	8 月		9 月		10 月	
		日	7、8 日	23、24 日	7、8 日	23、24 日	8、9 日	23、24 日
	节气		立秋	处暑	白露	秋分	寒露	露降
冬	夏历	月	十月		十一月		十二月	
		气	节	中	节	中	节	中
	阳历	月	11 月		12 月		11 月	
		日	7、8 日	22、23 日	7、8 日	21、22 日	5、6 日	20、21 日
	节气		立冬	小雪	大雪	冬至	小寒	大寒

引自：王云五发行《重编日用百科全书（中）》，商务印书馆，1934。

四、古代纪日法

（一）干支纪日

从殷到西汉初，纪日、纪旬都使用干支（当时干支并不用于纪年），其顺序参见干支纪年表（表 17-1）。在阴历中，至今仍保留干支纪日法，如戊日、庚日等。

（二）月相纪日

根据每月月相的朔（月初生）、望（月圆）、弦（月缺）、晦（月隐）的变化而定名。商周时期，把一个月分为四个部分：第一部分叫"初吉"，指初一到初七或初八，即朔日到上弦的一段时间；第二部分叫"既生魄"（也称"既生霸"），指初八或初九到十四或十五日，即上弦到望日的一段时间；第三部分叫"既望"（这和后世称十六日为"既望"不同），指十五或十六日到二十二或二十三日，即望日到下弦的一段时间；第四部分叫"既死魄"，指二十三或二十四到二十九或三十日，即下弦到晦日的一段时间。另外，还有"旁生魄"，称二十五日。甲骨文时期就将一个月分为上、中、下旬，十天为一旬，又称"决日""涉旬""浣"等。月相纪日见表17-5。

表17-5　月相纪日表

日序	初一	初二	初三	初七、八	十四	十五	十六	二十二、二十三	二十五	三十	初一至初十	十一至二十	二十一至三十
月相定名	朔日、死魄	既朔、旁死魄	朏日、哉生魄	上弦	几望	望日	既望、哉生魄	下弦	旁生魄	杪日、晦日、几朔	上旬、上浣	中旬、中浣	下旬、下浣
	初吉			既生魄		既望		既死魄					

引自：吉文辉《中医文献检索与利用》，南京大学出版社，1992。

（三）节名纪日

古代在一年中又确立了一些节日，有的一直沿袭至今，如元宵、端午、中秋等。古代也常以节名作为纪日的代号，具体如表17-6所示。

表17-6　节名纪日表

夏历 月	正	正	正	二	二		三		四	四	五	五	六
日	初一	初七	十五	十二	十五		初三		初八	十九	初一	初五	初六
节名	元旦、元春、元长、正旦、上元、元日、元朔、元正、元端日	人日	元宵、元夕、上元、灯节	百花节	花朝	春社	上巳	寒食节	浴佛节	浣花节	女儿节	端午节、午日节	天贶节
夏历 月	六		七	七	八	八	九	十		十二	十二	十二	十二
日	二十八		初七	十五	初一	十五	初九	十五		初八	二十四	二十九	三十
节名	火节	伏日	七夕、乞巧	中元	天医节	中秋节、团圆节	重阳节	下元	秋社	腊八、腊日	祀灶日	小除夕	除夕、大节夜

注：春社在立春后第五个戊日，秋社在立秋后第五个戊日，寒食在清明前二日，伏日在夏至后第三个庚日，又为三伏之总称。

引自：吉文辉《中医文献检索与利用》，南京大学出版社，1992。

（四）韵目代日

近代因电报事业的需要，又出现以韵目代替日期的方法，如 1927 年 5 月的"马日事变"，"马日"就是指阳历 1927 年 5 月 21 日。韵目代日如表 17－7 所示。

表 17－7　韵目代日表

1 月	东先董送屋	11 日	真尤轸队陌	21 日	马个
2 月	冬萧肿宋沃	12 日	文侵吻震锡	22 日	养祃
3 月	江肴江绛觉	13 日	元覃阮向职	23 日	梗漾
4 月	支豪纸实质	14 日	寒盐旱愿辑	24 日	迥敬
5 月	微歌尾未物	15 日	删咸潜翰合	25 日	有径
6 月	鱼麻语御月	16 日	铣谏叶	26 日	寝宥
7 月	虞阳麌遇曷	17 日	筱霰洽	27 日	感沁
8 月	齐庚荠霁黠	18 日	巧肃	28 日	俭勘
9 月	佳青蟹泰屑	19 日	皓效	29 日	豏艳
10 月	灰蒸贿卦药	20 日	哿号	30 日	陷
				31 日	世引

五、古代纪时法

（一）时（时辰）

古人以一昼夜为一日，一日分为十二时辰，从半夜算起，叫子时，"子夜"就是半夜的意思。每个时辰合 2 小时。

（二）刻

古代计时，用铜壶滴漏法，受水壶里有立箭，箭上划分 100 刻，即一昼夜漏水滴下 100 刻，所以称为"刻"。这与现代每刻

15 分钟略有不同。按每天 24 小时，每小时 4 刻计，应为 96 刻，而古代是 100 刻，每刻约 14.4 分钟。

（三）更

古人将夜间戌时到寅时共 5 个时辰划分为 5 个更次，每更包括 1 个时辰（2 小时）。由更夫敲节、鸣锣、报时，更夫兼有巡夜维护治安的任务。古代时辰纪时如表 17－8 所示。

表 17－8　时辰纪时表

时辰	子时	丑时	寅时	卯时	辰时	巳时	午时	未时	申时	酉时	戌时	亥时
钟点	23－24	1－2	3－4	5－6	7－8	9－10	11－12	13－14	15－16	17－18	19－20	21－22
更时	三更	四更	五更								一更	二更
天干	丙夜	丁夜	戊夜								甲夜	乙夜
异名	夜半子夜中夜	鸡鸣	平明平旦昧爽昧旦	日出	食时朝食蚤食	日隅隔日上午	日中正午中午	日昃日映下午	夕食晡时日晡晏晡	日入晏食	黄昏初更	人定

六、中医古籍中其他纪时实例

中医古籍中有许多表示时间概念的用词和现在不同，大家对此要有正确的理解，现列举一些例子供大家参考。

（1）"一时许"，大约一个时辰。

例：温复令一时许。（《伤寒论·辨太阳病脉证并治上》）

（2）"时""周时""周十二时"，均指一昼夜。

例：晬时脉还。（《伤寒论·辨厥阴病脉证并治》）

周时观之。（《伤寒论·辨太阳病脉证并治下》）

周十二时后，缓缓与食。（《温病条辨·中焦篇》）

（3）"午前卯后"，卯、午两个时辰之间的辰、巳两个时辰，即 07:00—10:00 时。

例：由是午前卯后，太阴生而疾温。（《普济方·标幽赋》）

（4）"寅卯之交"，寅时与卯时交接的时候，即凌晨 5:00 前后。

例：忽于寅卯之交，声微哑，谵语。（《医学衷中参西录·治痢方》）

（5）"日昳"，未时，即 13:00—14:00，太阳偏西时。

例：胃病胀满……六日不已，死，冬夜半后，夏日昳。（《素问·标本病传论》）

（6）"离左酉南"，午、酉两个时辰之间的未、申两个时辰，即 13:00—16:00 时。"离"为鹑火，属午时；"左"为后，"南"为前。

例：离左酉南，月朔死而速冷。（《普济方·标幽赋》）

（7）"大晨"，早晨天色大亮时。晏晡，黄昏的时候。

例：肾病……三日不已，死，冬大晨，夏晏晡。（《素问·标本病传》）

（8）"日晡""晡时""夕食"，申时，即 15:00—16:00。

例：日晡所发潮热。（《伤寒论·辨阳明病脉证并治》）

（9）"旦日夜半"，第二天的半夜。

例：期之旦日夜半愈。（《伤寒论·辨厥阴病脉证并治》）

（10）"经宿""越宿"，均指过了一夜。

例：经宿未醒。（《医学衷中参西录·治痰饮方》）

危期当不越宿。（《对山医话·脉理不可臆断》）

（11）"过信"，过了两夜。信，再宿，即两夜。

例：过信而腿能轻。（《刘宾客文集·鉴药》）

（12）"有间""无何""寻""既而"等，通常可译作"不久"。

例：有间，太子苏。（《史记·扁鹊仓公列传》）

无何弃去。（《三国志·华佗传》）

所患寻差。（《三国志·华佗传》）

既而鼻疾果愈。（《逊志斋集·鼻对》）

参考资料

[1] 温少峰，袁庭栋. 殷墟卜辞研究：科学技术篇 ［M］. 成都：
四川社会科学出版社，1983.

[2] 中国社会科学考古研究所，居延汉简甲乙编 ［M］. 北京：
中华书局，1980.

[3] 马王堆汉墓帛书整理小组. 马王堆汉墓帛书（肆）［M］. 北
京：文物出版社，1976.

[4] 马继兴，王淑民，陶广正，等. 敦煌医药文献辑校 ［M］.
南京：江苏古籍出版社，1988.

[5] 刘振民，钱超尘，周笃文，等. 医古文基础 ［M］. 北京：
人民卫生出版社，1980.
田代化. 中医文献导读 ［M］. 北京：人民卫生出版社，2006.

[6] 张灿玾. 中医古籍文献学 ［M］. 北京：人民卫生出版
社，1998.

[7] 马继兴. 中医文献学 ［M］. 上海：上海科学技术出版
社，1990.

［8］马继兴．经典医籍版本考［M］．北京：中医古籍出版社，1987.

［9］张灿玾．黄帝内经文献研究［M］．上海：上海中医药大学出版社，2005.

［10］蒋力生．关于中医古籍文献整理研究的思考与对策［J］．江西中医学院学报，1997（4）：27－28.

［11］段逸山．《素问》版本流传考证［J］．上海中医药大学学报，2000（4）：20－23.

［12］成建军.《灵枢经》的文献研究［D］．济南：山东中医药大学，2005.

［13］张延昌，朱建平．武威汉代医简研究［M］．北京：原子能出版社，1996.